U0302821

幽门螺杆菌图谱：
形态、结构与感染特征

ATLAS OF HELICOBACTER PYLORI :
MORPHOLOGY, STRUCTURE AND INFECTION CHARACTERISTICS

徐美东　邵世和　主　编

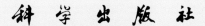

科学出版社

北京

内 容 简 介

幽门螺杆菌（*H. pylori*）为一种革兰染色阴性、呈多形性的微需氧菌，是慢性胃炎、慢性萎缩性胃炎及十二指肠溃疡等胃部疾病的重要致病源，并且与胃癌、胃黏膜相关淋巴组织淋巴瘤密切相关。1994年，幽门螺杆菌被国际癌症研究机构列为Ⅰ类致癌原，感染人数占全球人口的50%以上，我国感染率呈上升趋势。幽门螺杆菌感染已成为全球共同关注的公共卫生问题。

由于幽门螺杆菌对生长环境要求苛刻、营养要求高、繁殖速度慢等原因，限制了本菌培养相关项目的开展。本图谱可帮助相关工作者更好地了解幽门螺杆菌的形态、结构及感染后胃黏膜特征。本图谱全部图片均来自编者们在工作中的积累，真实可信。

本图谱可供医学院校师生、检验人员及临床医生参考使用。

图书在版编目（CIP）数据

幽门螺杆菌图谱：形态、结构与感染特征 / 徐美东，邵世和主编. — 北京：科学出版社，2021.3
ISBN 978-7-03-068172-0

Ⅰ. ①幽⋯　Ⅱ. ①徐⋯　②邵⋯　Ⅲ. ①幽门螺旋菌–螺杆菌感染–诊疗–图谱　Ⅳ. ①R573.6-64

中国版本图书馆CIP数据核字(2021)第035743号

责任编辑：闵　捷 / 责任校对：谭宏宇
责任印制：黄晓鸣 / 封面设计：殷　靓

科 学 出 版 社 出版
北京东黄城根北街16号
邮政编码：100717
http://www.sciencep.com
上海锦佳印刷有限公司印刷
科学出版社发行　各地新华书店经销

*

2021年3月第　一　版　　开本：B5（720×1000）
2021年3月第一次印刷　　印张：8 1/4
字数：76 000
定价：100.00元
（如有印装质量问题，我社负责调换）

《幽门螺杆菌图谱：形态、结构与感染特征》
编委会

陈　涛（同济大学附属东方医院）

陈　璐（江苏省人民医院浦口分院）

邵　晨（江苏大学附属医院）

邵世和（同济大学附属东方医院，江苏大学医学院）

宗　明（同济大学附属东方医院）

孟　梦（同济大学附属东方医院）

练晶晶（同济大学附属东方医院）

姚　敏（江苏大学医学院）

袁晓燕（威海市立医院）

徐　驰（同济大学附属东方医院）

徐　斐（同济大学附属东方医院）

徐美东（同济大学附属东方医院）

徐勤伟（同济大学附属东方医院）

郭一德（同济大学附属东方医院）

黄　玥（同济大学附属东方医院）

曹　佳（同济大学附属东方医院）

曾　欣（同济大学附属东方医院）

谢立苹（北京市中西医结合医院）

序 一

幽门螺杆菌是一种高感染性细菌，感染者约占全球人口的 50% 以上。研究表明，幽门螺杆菌不仅是胃炎、十二指肠溃疡等上胃肠道疾病的病原体，还与胃肠道外疾病相关，已发展成为全球共同关注和重视的公共卫生问题。

同济大学附属东方医院在徐美东、邵世和两位教授的带领下，已经开设了幽门螺杆菌感染相关疾病的精准治疗门诊、幽门螺杆菌培养相关的检测项目，在原有治疗方案基础上，探索出了新的治疗方法与治疗方案，使幽门螺杆菌根除率获得很大程度的提高。为了进一步深化人们对幽门螺杆菌的认识，提高幽门螺杆菌感染的诊断率和根除率，两位教授组织相关人员编写了《幽门螺杆菌图谱：形态、结构与感染特征》一书，旨为从事幽门螺杆菌感染相关工作的医生、检验师以及学生提供帮助。

《幽门螺杆菌图谱：形态、结构与感染特征》一书为两位教授及其团队的原创性成果，图片真实可信，内容全面系统，图文并茂，是一部具有很高参考价值的图书。

刘中民

2021 年 1 月 28 日

幽门螺杆菌图谱：
形态、结构与感染特征

序 二

幽门螺杆菌是目前被确认可在胃黏膜中定植的致病菌，不仅是慢性胃炎、慢性萎缩性胃炎、十二指肠溃疡的首要致病原，而且与胃癌、胃黏膜相关淋巴组织淋巴瘤密切相关。幽门螺杆菌感染率高，已成为全球共同关注和重视的公共卫生问题。但由于幽门螺杆菌在体外不易培养等原因，导致培养相关检测项目未能全面开展。同济大学附属东方医院已开展了幽门螺杆菌培养相关的检测项目，为幽门螺杆菌感染性疾病的临床诊断和精准治疗奠定了实验室基础。

徐美东、邵世和两位教授及其团队编写的《幽门螺杆菌图谱：形态、结构与感染特征》一书为原创性研究成果，图片真实可信，内容全面系统。我有幸对全书先阅读了一遍，非常有收获，在此非常高兴推荐给大家。

2021 年 3 月 2 日

幽门螺杆菌图谱：
形态、结构与感染特征

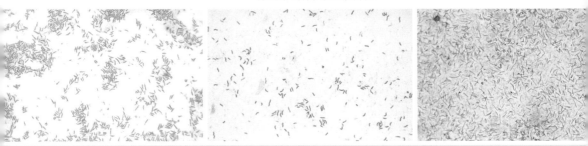

前　言

　　幽门螺杆菌为人类胃部疾病的重要致病菌之一，其感染在世界范围内流行，全球感染率达 50%，其中部分发展中国家感染率高达 80% ～ 90% 以上。近年来，我国人群感染率呈上升趋势，达到 50% 以上。在感染者中有 15% ～ 30% 的感染者可发展为慢性胃炎、消化性溃疡、胃癌及胃淋巴瘤等胃部疾病。此外，幽门螺杆菌感染还与血管性疾病（冠心病）、自身免疫性疾病（自身免疫性甲状腺炎）及皮肤病（血管神经性水肿）等的发生有一定关系，1994 年国际癌症研究机构将其列为 I 类致癌原。幽门螺杆菌感染已经发展成为影响人类身心健康的公共卫生问题，受到国内外学者的高度关注与重视。幽门螺杆菌因其多形性形态、生长环境条件要求高、繁殖速度慢等特点限制了幽门螺杆菌培养相关检测项目的开展，给临床诊断与治疗带来一定困难。为此，我们组织了相关专家、学者编写了本图谱，其目的是让从事幽门螺杆菌相关工作的人员了解幽门螺杆菌的形态、结构，以及感染幽门螺杆菌后胃黏膜的变化。

　　本图谱包括幽门螺杆菌概述、形态与结构特征，感染幽门螺杆菌与根除幽门螺杆菌后的胃黏膜镜下表现特征等内容。本图谱精选了近 228 幅图片，包括幽门螺杆菌菌体形态、菌落形态、感染幽门螺杆菌前后胃黏膜特征（未感染的胃黏膜、感染的胃黏膜、根除后的胃黏膜）。本图谱可供教师授课、学生实验及临床检验师检验时参考之用。

　　本图谱在编写过程中得到了各位编者的大力支持及上海市浦东新区高校高峰高原学科建设项目（PWYg2018-2）的资助，在此一并表示感谢。虽然每位编者尽心尽力完成编写任务，但限于我们的拍摄水平和编写能力，书中如有疏漏和不妥之处，恳请广大读者多提宝贵意见，以便修订和完善。

主编

2020 年 10 月

幽门螺杆菌图谱：
形态、结构与感染特征

目 录

1. 幽门螺杆菌概述

1.1 感染状况及传播途径

人类胃肠道栖息着约 1000 种微生物，其中绝大多数存在于结肠和大肠，只有一类微生物能适应低 pH 的胃部环境并能生长繁殖，它就是幽门螺杆菌（*helicobacter pylori*，*H. pylori*）。*H. pylori* 是一种主要定植于人胃黏膜的革兰阴性致病菌。1984 年世界权威医学期刊 *The Lancet* 报道了澳大利亚学者 Barry J. Marshall 和 J. Robin Warren 从胃溃疡患者的胃黏膜活检标本中首次分离获得 *H. pylori*，它的发现刷新了当时人们对胃部疾病发病机制的认识，随后 30 余年，众多国内外学者围绕着 *H. pylori* 与胃部疾病的相互关系进行了大量的研究，不断加深了对 *H. pylori* 的认识[1-4]。现代研究已明确 *H. pylori* 是慢性活动性胃炎、慢性萎缩性胃炎及十二指肠溃疡的首要致病原，并且是食管反流性胃炎、功能性消化不良、胃癌、胃黏膜相关淋巴组织淋巴瘤的重要始动因子。此外，流行病学调查结果显示，*H. pylori* 还与不明原因的缺铁性贫血、特发性血小板减少性紫癜、动脉粥样硬化等胃肠系统外的疾病相关[5-7]。1994 年，国际癌症研究机构将幽门螺杆菌列为 I 类致癌原[8, 9]。

H. pylori 感染呈全球性分布，但其感染率在各国家、地区不尽相同，与人口密集度、经济水平、卫生条件、饮食习惯等密切关联，已成为全球共同关注的公共卫生问题。目前已知感染 *H. pylori* 的人数占全球人口的 50% 以上，我国成年人感染率达 40% ~ 60%[8, 9]，其中多数感染者无临床感染症状，10% ~ 15% 的感染者表现为胃部疾病[10, 11]。*H. pylori* 的主要传播途径为"粪—口""人—人""口—口"等，也存在消化内窥镜等医源性传播的可能性。

1.2 生物学特性

（1）形态结构

H. pylori 为一种革兰阴性细菌，长 2.5 ~ 4.0 μm，宽 0.5 ~ 1.0 μm，菌体呈多形性，光学显微镜下可见 S 形、螺旋形、海鸥展翅形、U 形、V 形、弧形、逗

点状等形态。若培养时间过长或培养条件改变，菌体可呈球状或球杆状，即球形变，通常表明细菌处于休眠状态，在适宜环境中可转化为繁殖体。电子显微镜下可见菌体呈螺旋形弯曲，末端钝圆并具有单极多鞭毛，使其具有较强的动力，有助于在胃部环境中定植及生存。*H. pylori* 的鞭毛含有一层由蛋白和脂多糖组成的外鞘，保护鞭毛免受胃酸的侵袭；鞭毛含有 FlaA 和 FlaB 两种蛋白，在细菌的运动中发挥重要作用。电子显微镜下还可见菌体表面包裹一层厚达 40 nm 的糖被（glycocalyx，即糖萼），呈细丝网状，与胃黏膜上皮细胞表面连接，称为纤毛或菌毛，是其黏附于胃黏膜细胞表面的主要物质基础。

（2）生长环境与生化反应

H. pylori 对营养要求高，所用培养基包括非选择性及选择性两种。常用的非选择性培养基有脑心浸液琼脂培养基、哥伦比亚琼脂培养基、胰蛋白胨大豆琼脂培养基、Wilkins-Chalgren 琼脂培养基及布氏肉汤培养基等，培养基中需加 7% ～ 10% 的羊血或牛血清；选择性培养基则是在上述培养基中添加一定的抗菌药物，如万古霉素、啶酸、两性霉素 B、多黏菌素 B，以及甲氧苄啶（trimethoprim，TMP）等。*H. pylori* 是一种微需氧菌，生长环境中氧含量要求为 5% ～ 8%，在大气或者绝对厌氧的环境中无法生存，因此，从临床标本中分离野生株时需补充适量的 CO_2。*H. pylori* 体外生长速度缓慢，在 35 ～ 37 ℃下培养 3 ～ 5 天可见凸起、针尖状、半透明菌落，有的菌落周围可见溶血环。

H. pylori 生化反应不活泼，不分解糖类；氧化酶和过氧化氢酶反应阳性；大多数菌株含有大量尿素酶，是鉴定本菌的主要依据之一。

（3）*cag* 致病岛特征

致病岛（pathogenecity island，PAI，即毒力岛），是细菌染色体上一种可移动的编码细菌毒力基因较为集中的 DNA 序列，可以通过转导、转化、接合及溶原性转换方式将无毒菌株变为毒力株[12]，一般出现在强毒株中，携带多种毒力基因，编码多种蛋白，如黏附因子、透明质酸酶、侵袭因子、铁摄取系统蛋白、调节系统蛋白、信号传导系统蛋白等，并且一种病原菌可以同时含有一个或多个 PAI。*H. pylori* 根据是否表达细胞毒素相关基因 A（cytotoxin-associated，CagA）和空泡细胞毒素 A（vacuolating cytotoxin A，VacA），分为Ⅰ型（CagA+，VacA+）和Ⅱ型（CagA-，VacA-）[13]，Ⅰ型菌株含有一个约 40 kb 的基因片段，具有细菌 PAI 的特征，称为 *H. pylori* *cag*PAI（图 1-1）[14]。该片段位于谷氨酸消旋酶基因（glutamatase racemase gene，glr）的 DNA 片段中，含有约 28 个开放阅读框（open reading frame，ORF），依次以 A、B、C、D……命名。*cag*PAI 的插入位点在 glr 3′端，与其他肠道细菌 PAI 的插入位点（tRNA 基因）差距几十个 kb 以上，并且序列十分保守，可能以水平转移方式源于某质粒或噬菌体，通过同源重组或位点特异性重组将 *cag*PAI 基因片断一次性插入到 *H. pylori* 染色体的 glr 3′端[15]。该 PAI 只出现于致病相关菌株，基因呈高密度分布并编码一个分泌转运系统称为Ⅳ型分泌系统（type Ⅳ secretion system，T4SS）。细菌通过该分泌系统将 CagA、VacA 等毒力因子注入宿主靶细胞，引起细胞病变或功能改变[16-19]；还可转运过氧化氢酶、尿素酶、黏附分子、热休克蛋白等，甚至还可转运 DNA[20-23]。其中 CagA 蛋白是由 T4SS 转运的重要毒力因子，已证明其与胃癌的发生具有相关性，因此将 *cagA* 基因称为癌基因（oncogene）[24, 25]。

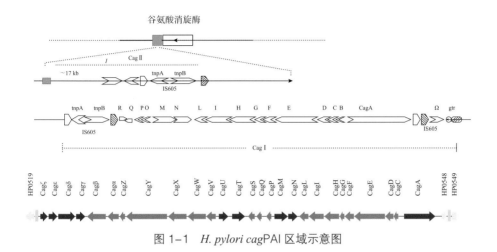

图 1-1　*H. pylori cag*PAI 区域示意图

1.3 致病物质与致病机制

（1）致病物质

H. pylori 的致病物质主要包括菌自身产生的毒力因子、黏附因子及诱导宿主细胞分泌的细胞因子等。

毒力因子主要有黏附素、尿素酶、黏液酶、磷脂酶、蛋白酶、细胞毒素、溶血素。黏附素是 *H. pylori* 黏附于胃上皮细胞、感染与维持长期定植的重要因子。尿素酶可分解尿素生成氨和 CO_2，氨在菌体周围形成保护性"氨云"，抵御胃酸的杀伤作用，且所生成的氨对真核生物细胞具有直接的毒性作用。黏液酶是一种能溶解黏液的酶，损害胃黏液屏障，促进胃黏液的降解和反向弥散，造成胃黏膜的损伤。磷脂酶能降解黏液。蛋白酶能裂解糖蛋白的聚合结构，破坏胃黏液屏障，使胃上皮细胞直接与胃腔内的酶、胆汁、药物等接触，从而形成糜烂和溃疡[26, 27]。

细胞毒素主要包括 CagA 蛋白、VacA[27]，可引起机体一系列的病理变化，在 *H. pylori* 的致病机制中起到了极为重要的作用。

CagA 蛋白是 *H. pylori* 的 *cag*PAI 编码的具有类似真核生物 Gab 家族接头蛋白作用的蛋白，本身与 Gab 蛋白无同源性，但当细菌分泌系统与宿主细胞整合素受体接触后，激活黏着斑激酶（focal adhesion kinase，FAK）和 Src 酪氨酸激酶的活性。在 T4SS 将 CagA 注入胞质的起始阶段，*H. pylori* 的 EPIYA 基序被 Src 酪氨酸激酶和 ABL 激酶识别，通过磷酸化作用形成 p-CagA；p-CagA 激活 胞内磷酸激酶 SHP-2，形成具有类似生长因子功能的络合物 p-CagA-SH2，激 活 RAP1A-BRAF-ERK 通路，引起细胞骨架重排及细胞形态的蜂鸟样改变[28]。 *H. pylori* 对 Abl 激酶具有持续激活作用，但对 Src 酪氨酸激酶的激活受 p-CagA 的反馈抑制，调控入胞的 CagA 被磷酸化的数量。胞内未被磷酸化的 CagA 主 要与 E - 钙黏着蛋白（E-cadherin）、肝细胞生长因子受体（hepatocyte growth factor receptor，MET）、磷脂酶 Cγ（PLCγ）、生长因子受体结合蛋白（Grb2）， 以 及 PAR1β 激酶、β 联蛋白（β-catenin）等互相作用，激活 Ras/MEK/ERK/ MAPK 等通路，启动促炎反应，促进细胞有丝分裂，破坏细胞连接，引起细胞极 性消失等[29, 30]作用。

VacA 蛋白是由 *vacA* 基因编码的一种分泌性蛋白，能与多种跨膜受体结合， 如表皮生长因子受体（epidermal growth factor receptor，EGFR）、PTPRZ1 等， 通过这些受体介导的内吞作用进入宿主细胞内，在细胞内可与晚期内吞体和溶酶 体融合形成稳定的酸性囊泡，在细胞膜上形成选择性的离子通道，通过激活细胞 膜上的 ATP 酶和 GTP 酶，使离子进入胞内引起渗透压变化而导致水分不断进入， 囊泡肿胀形成空泡[31]。所有 *H. pylori* 菌株都具有 *vacA* 基因，该基因具有高度 的遗传多态性和变异性，不同基因型的 *H. pylori* 造成的感染及感染后的病理改变 都各有不同，且 VacA 蛋白在不同菌株中的基因结构、蛋白构象不同，其作用也 因之而异。除使宿主细胞形成空泡外，还能诱导胃黏膜细胞凋亡、影响胃黏膜细 胞修复与分化、破坏正常细胞骨架。进入细胞内 VacA 蛋白多聚集在线粒体中， 通过线粒体途径诱导细胞凋亡；还能通过诱导胃黏膜局部淋巴细胞浸润和增加肿 瘤坏死因子等细胞因子的表达来激活死亡受体途径诱导胃黏膜细胞凋亡[32]。胞 外的 VacA 蛋白在穿越胃黏膜细胞屏障时，导致细胞间的连接松弛进而削弱胃黏 膜屏障，使胃黏膜易受毒素的攻击，是溃疡形成的一个重要原因。胃黏膜细胞的 增殖与更新是胃黏膜的自我修复过程，VacA 蛋白通过干扰表皮生长因子所介导 的细胞信号通路抑制胃黏膜细胞的增殖，影响胃黏膜细胞修复与分化。VacA 蛋 白还能破坏细胞的正常骨架[31]。此外，VacA 蛋白可能通过抑制免疫细胞的增殖， 调节 Th 细胞的分化，诱使免疫应答类型的平衡倾向 Th1 型反应达到保护自身、 长期定植胃黏膜的目的[33]。

*cag*PAI 编码的 T4SS 蛋白包括结构蛋白和伴侣蛋白，组装成一个注射器样结 构，从菌体表面突出，与宿主细胞接触后将各种毒力因子注入宿主细胞[34, 35]（图 1-2）。T4SS 呈多样性，既能"输出"（DNA、DNA - 蛋白复合物或蛋白质）， 也能"输入"，转运的物质既可以是细菌也可以是其他界、种的生物体（如植物、 真菌、哺乳动物细胞）[36]。*H. pylori cag*PAI 编码的 T4SS 由跨膜通道、胞外菌 毛样结构及腺苷三磷酸酶（adenosine triphosphatase，ATPase）三部分组成。跨

膜通道横穿细菌内外膜形成一个空岛，由 CagW、CagT、CagV、CagX、CagY 构成[37, 38]。其中 CagW、CagV、CagY 组成内膜复合物；CagT、CagX 组成外膜复合物；CagX 沿着菌毛长度而定植；CagT 沿着菌毛基部成环形定植；CagT 介导核心复合物 CagV–CagX–CagY 连接，以增加蛋白的稳定性[39, 40]；CagY 含有翻转重复序列，可导致基因重排，从而使表面抗原变异以逃逸宿主免疫[41]。胞外菌毛样结构由 CagC、CagL、CagY、CagX、CagI、CagM 及 CagA 组成[42]。CagC 为 T4SS 胞外菌毛结构的主要成分，建立细菌和靶细胞之间的接触[43]。腺苷三磷酸酶定位于细菌内膜，其中 CagE 具有 ATP 酶活性为底物的转运提供能量[36]；Cagγ（hp0523）有溶菌酶活性，裂解 T4SS 装配部位的局部细胞壁，帮助分泌装置插入周质间隙中[42]；Cagα 具有核苷酸水解酶活性，可被脂质激活，抑制 CagA 的转运以降低细菌毒力[44]；Cagβ 为一个连接蛋白，将 CagA 偶联到 T4SS 的通道中，开始转运过程[45]。此外，研究证实 CagF 为 CagA 的伴侣蛋白，能够在细菌内膜上与 CagA 相互作用，募集 CagA 进入 T4SS 通道内[46, 47]；CagZ 与 Cagβ 在细菌内膜形成稳定的复合物，作为识别 CagA 的功能性信号受体[48, 49]，在 CagA 转运的早期过程中发挥作用。除上述蛋白外，cagPAI 编码的 T4SS 中还有许多蛋白功能尚不清楚，其成员见表 1–1[49]。

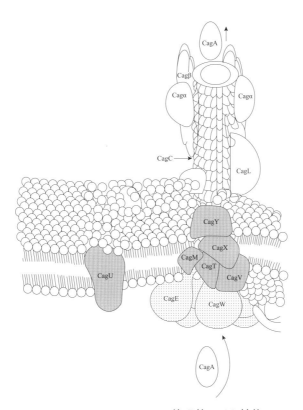

图 1-2　*H. pylori cag*PAI 编码的 T4SS 结构

表 1-1 *cag*PAI 编码的 T4SS 中蛋白的结构与功能

蛋白名称	分子量（kDa）	目前已知蛋白的结构与功能
Cagζ	19	在感染过程中 Cagζ 表达量很高，并与 CagC、过氧化氢酶及尿素酶的表达量相当，与维持细菌代谢及生存相关[50]
Cagε	8.8	暂时未知
Cagδ	55	参与 T4SS 的 CagA 转运和诱导 IL-8 分泌；主要位于细胞膜，少量存在于周质或胞质中；与 CagT、Cagβ、CagD、Cagζ、CagM、CagX、CagC、CagE、Cagα、CagG、CagV 存在相互作用[37, 47]；与 CagT 形成复合物参与外膜复合物的形成[51]
CagZ	23	与 CagA 转运相关，但与诱导 IL-8 分泌无关[45, 48]；晶体结构为单一紧密的 L 型结构域，由 7 个 α 螺旋构成；根据表面结构分析推测该蛋白在胞质侧参与 T4SS 组装过程；与 CagF、CagG、CagM 及核心结构蛋白 Cag、CagY、CagE 有相互作用
CagS	21	晶体结构有一个紧密结构域，全部为 α 螺旋[52]；序列分析显示与 FemABX 家族的酶类序列有较弱相似[53]；晶体结构比对，与已知蛋白无明显相似，仅与参与趋化反应的组氨酸激酶 CheA 有极弱同源性，但不能以此推测其功能
CagQ	14	一种膜相关蛋白，与 CagA 转运和诱导 IL-8 产生不相关[45]
CagP	—	一种膜相关蛋白，与 CagA 转运和诱导 IL-8 产生不相关[45]；参与细菌的黏附过程[54]
CagM	43.7	定位于细菌膜组分中[37, 55, 56]；参与转运 CagA 和释放肽聚糖分解片段[36]；抑制胃黏膜细胞分泌胃酸，利于细菌定植[57]；与 CagX、CagT 有相互作用[58]；能与 CagX、CagT 构成 T4SS 的外膜部分
CagN	35	一种伴侣蛋白，在 C 端被切割成 24 kDa 大小的蛋白 CagN1-216；通过 N 端的一个疏水螺旋结构锚定于细胞膜上，不随 CagA 进入细胞[54]；与 CagA 转运及诱导 IL-8 分泌没有直接关系
CagI	41.5	一种伴侣蛋白，参与 CagA 的转运过程[45]；与 CagL 有相互作用，并且在分泌系统形成早期组成复合物[36]
CagH	39	参与 CagA 转运和诱导 IL-8 生产过程[45]；CagH、CagI、CagL 三者共同参与外膜菌毛的形成[59]
CagG	16	与鞭毛相关蛋白和菌毛合成蛋白 D 有较弱同源性[60]；与 CagA 转运相关，但诱导 IL-8 分泌的能力尚存争议；该蛋白编码基因缺失后黏附能力下降[61, 62]
CagF	—	CagA 的伴侣蛋白，在细菌的内膜上启动 CagA 转运信号，募集 CagA 进入 T4SS 通道，在 CagA 转运早期起重要作用[46, 47]
CagD	—	主要定位于胞质内，少量存在于胞膜上；体外培养的上清液及靶细胞的细胞膜上可检测到大量 CagD 蛋白，推测可能为一种分泌蛋白，并且是通过一种未知的独立于 T4SS 的机制分泌出去并于宿主细胞膜结合[63]；晶体结构为两个单体通过一个二硫键连接形成通信二聚体结构；该蛋白编码基因 *cagD* 在大多数临床菌株内均能被检测到，并且 *cagD* 基因缺失会降低 CagA 转运能力及诱导 IL-8 分泌的能力[63]

　　黏附因子为外膜蛋白（outer membraneproteins，OMPs），种类众多，是其定植胃黏膜上皮细胞的结构基础[64]。*H. pylori* 感染后可导致宿主细胞产生多种细胞因子，如 IL-1、IL-6、IL-8、IL-12、TNFα、IFNγ 等，为胃部炎症的发生和胃黏膜细胞的癌变提供了必要条件。

（2）致病机制

幽门螺杆菌的致病机制尚未十分清楚，可能与下列因素有关：①特殊的螺旋状形态和端鞭毛有助于穿过胃黏膜表面的黏液层与胃黏膜细胞接触；②具有高活性的胞外尿素酶分解尿素，产氨中和菌体周围的胃酸，在菌体周围形成碱性微环境，有助于细菌定植；③ VacA 在体外能诱导多种哺乳动物细胞发生空泡变性，在体内导致小鼠胃黏膜细胞损伤和溃疡形成；④可将其产生的 CagA 蛋白通过 T4SS 注入胃黏膜细胞中，影响胃黏膜细胞基因表达，进而诱导黏膜细胞产生多种细胞因子，吸引炎症细胞释放多种炎症因子致胃组织损伤。研究表明 CagA 蛋白的存在与消化道溃疡及胃癌的发生密切相关。

1.4 检测方法

目前，*H. pylori* 感染的检测方法有如下几种。

（1）根据临床诊断方法分类

① 无创检查：包括血清学方法、同位素标记尿素的呼气试验和胃液聚合酶链式反应（polymerase chain reaction，PCR）等。② 创伤性检查：均为胃镜依赖方法，包括多种形态学、微生物学和分子生物学技术等。

（2）根据诊断项目原理分类

可分为微生物学方法、血清学方法、尿素酶依赖方法、形态学方法和基因诊断五大类。①微生物学方法：是指通过采集样本进行细菌分离培养，找到 *H. pylori* 病原体的方法。该方法是诊断 *H. pylori* 感染的"金标准"，但要求具有一定的厌氧培养条件和技术，作为常规诊断手段不易推广。②血清学方法：是指采用酶联免疫吸附试验（enzyme linked immunosorbent assay，ELISA）技术检测外周血中 *H. pylori* 全菌及其组分如细胞毒素的抗体等方法，主要用于不同人群中 *H. pylori* 感染情况的流行病学调查和根除治疗后较长期（> 3 个月）的复查，一般不单独用于医院患者 *H. pylori* 感染和根除（治疗后 1 个月）的诊断依据。此方法操作虽复杂但方法已日益标准化，多种商品化试剂盒大大简化了技术难度。③尿素酶依赖方法：利用 *H. pylori* 能分解胃液中的尿素产生 CO_2 和氨的原理，包括快速尿素酶试验和呼气试验。前者是胃镜检查时最常用的 *H. pylori* 感染诊断方法；后者用 ^{13}C 或 ^{14}C 同位素标记尿素，让患者口服后被 *H. pylori* 尿素酶分解，产生 $^{13}CO_2$ 或 $^{14}CO_2$，阳性患者可在呼出气中检测出 ^{13}C（$^{13}C/^{12}C$ 比例）丰度和 ^{14}C（放射性）活性，从而确诊 *H. pylori* 感染。目前，呼气试验被认为是除微生物学方法（细菌培养）外的诊断"金标准"。

（邵世和）

1.5 临床治疗方案

治疗 *H. pylori* 感染的方案很多。按联合应用药物种类的不同，分为二联疗法、三联疗法、四联疗法、伴同疗法、序贯疗法及混合疗法等。其中，三联疗法和四联疗法是临床最常用的治疗方案。疗程为 1 ～ 2 周。体外药敏试验表明 *H. pylori* 对 50 ～ 60 种以上抗菌药物敏感，然而体内证实真正敏感的抗菌药物并不多，目前临床常用的抗菌药物有阿莫西林（amoxicillin）、克拉霉素（clarithromycin）、四环素（tetracycline）、甲硝唑（metronidazole）、替硝唑（tinidazole）、呋喃唑酮（furazolidane）及庆大霉素（gentamicin）等。这些抗菌药物中，任何单一制剂都不足以根除 *H. pylori*，所以对 *H. pylori* 感染的治疗必须采取联合治疗。具体临床治疗方案如下：

（1）含克拉霉素或甲硝唑的三联疗法

无论高收入和中/低收入国家的抗菌药物的耐药率都在增加。2016 年一项全球性的关于 *H. pylori* 抗菌药物耐药性的综述显示了 *H. pylori* 的抗菌药物耐药率不断上升，而其根除率在不断下降[65]。克拉霉素耐药也是一个普遍性的问题，意大利和日本已经达到 30%，土耳其达到了 40%，而中国则为 50%[65]。

早在 2007 年，美国胃肠病学会（American College of Gastroenterology，ACG）发布的指南推荐使用质子泵抑制剂（proton pump inhibitor，PPI）、克拉霉素和阿莫西林（克拉霉素为基础的三联疗法）治疗 14 天，对青霉素过敏的患者使用甲硝唑替代阿莫西林。当时含克拉霉素的三联疗法的根除率为 70% ～ 85%，其根除率受到克拉霉素耐药性的高度影响[66]。2017 年 ACG 发布指南指出，在已知的 *H. pylori* 克拉霉素耐药性低的地区，该方案仍然是首选的一线治疗选择。在克拉霉素耐药率超过 15% 的地区，应避免使用含克拉霉素的三联疗法。2017 年发布的欧洲 Maastricht V/Florence 指南（简称"欧洲指南"）建议，当克拉霉素耐药率超过 15%，且无治疗前的药敏试验支持，不应使用含克拉霉素的三联治疗方案作为初始治疗方案[67]。我国的克拉霉素耐药率已经达到 50%，不应采用含克拉霉素的三联疗法进行 *H. pylori* 的根除治疗。此外，所有患者都应该被询问以前因任何原因接触大环内酯类药物的情况。有大环内酯暴露史的患者，应避免使用含克拉霉素的三联疗法。

（2）含铋剂的四联疗法

经典含铋剂的四联疗法由 PPI + 铋剂 + 四环素 + 甲硝唑组成，这一方案确立于 20 世纪 90 年代早期[68]，先于 1996 年确立的标准含克拉霉素的三联疗法[69]。由于后者疗效佳、服用药物少和不良反应率低，因此很快就替代前者作为一线方案[70]。随着克拉霉素耐药率上升，后者疗效不断下降，前者重新受到重视[71]。推荐含铋剂的四联疗法的治疗时间为 10 ～ 14 天。与含克拉霉素的三联疗法不同，含铋剂的四联疗法的疗效不受克拉霉素耐药的影响。在已知克拉霉素耐药率较高的地区，或患者以前因任何原因接受过大环内酯治疗，应考虑将含铋剂的四联疗法作为初始治疗选择。

铋剂的主要作用是提高对 *H. pylori* 耐药菌株的根除率，并能增加 30% ~ 40% 的根除率[72]。在克拉霉素、左氧氟沙星和甲硝唑高耐药率情况下，14 天三联疗法（PPI + 阿莫西林 + 克拉霉素，PPI + 阿莫西林 + 左氧氟沙星，PPI + 阿莫西林 + 甲硝唑）加入铋剂仍能提高根除率[73]。尽管非铋剂四联疗法的伴同疗法仍有可能获得与铋剂四联疗法接近或相似的根除率，但与前者相比，选择后者具有下列优势：铋剂不耐药[72]；铋剂短期应用安全性高[74]，治疗失败后抗菌药物选择余地大。因此，除非有铋剂禁忌或已知属于低耐药率地区，经验治疗根除 *H. pylori* 应尽可能应用含铋剂的四联疗法。

在含铋剂的四联疗法中，甲硝唑起到了重要作用。虽然甲硝唑耐药性也很高，其耐药性对含铋剂的四联疗法的疗效有影响，但远不及克拉霉素耐药对含克拉霉素三联疗法的影响大[75]。欧洲地区，在甲硝唑高耐药的背景下，含铋剂的四联疗法仍取得了很好的疗效[76]。在克拉霉素和甲硝唑双重高耐药（15%）的地区，同样应选择含铋剂的四联疗法进行治疗，推荐使用耐药问题不大的抗菌药物（如阿莫西林、四环素、呋喃唑酮、利福布汀），或者使用可以通过增加剂量、给药间隔和持续时间（如甲硝唑）成功克服耐药性的抗菌药物组合来替代克拉霉素。我国研究者采用含铋剂的四联疗法，包含 PPI、铋剂和两种抗菌药物（呋喃唑酮、四环素、甲硝唑或阿莫西林），证实对甲硝唑、氟喹诺酮类药物和克拉霉素耐药的 *H. pylori* 菌株中的根除率超过 90%[77]。对于既往根除治疗失败的患者，包括一次或多次根除失败的患者，14 天含铋剂的四联疗法的综合根除率为 80%（95% 置信区间为 76% ~ 84%）[78]。

《第五次全国幽门螺杆菌感染处理共识》推荐含铋剂的四联疗法（PPI + 铋剂 + 2 种抗菌药物）作为主要的经验性治疗根除疗法，一共推荐了 7 种含铋剂的一线疗法，具体见表 1-2[73]。我国将含铋剂的四联疗法作为主要的经验性根除治疗方案并予以推广。

表 1-2 《第五次全国幽门螺杆菌感染处理共识》推荐的 7 种含铋剂的一线疗法

疗法	抗菌药物 1	抗菌药物 2
1	阿莫西林 1000 mg，2 次 / 天	克拉霉素 500 mg，2 次 / 天
2	阿莫西林 1000 mg，2 次 / 天	左氧氟沙星 500 mg，1 次 / 天或 200 mg，2 次 / 天
3	阿莫西林 1000 mg，2 次 / 天	呋喃唑酮 100 mg，2 次 / 天
4	四环素 500 mg，3 次 / 天或 4 次 / 天	甲硝唑 400 mg，3 次 / 天或 4 次 / 天
5	四环素 500 mg，3 次 / 天或 4 次 / 天	呋喃唑酮 100 mg，2 次 / 天

续表

疗法	抗菌药物 1	抗菌药物 2
6	阿莫西林 1000 mg，2 次 / 天	甲硝唑 400 mg，3 次 / 天或 4 次 / 天
7	阿莫西林 1000 mg，2 次 / 天	四环素 500 mg，3 次 / 天或 4 次 / 天

（3）伴同疗法、序贯疗法及混合疗法

伴同疗法是指采用 PPI、阿莫西林、克拉霉素和硝基咪唑（替硝唑或甲硝唑）一起给予 3 ～ 10 天进行治疗[79]。

序贯疗法则分为两个阶段，第一阶段为服用 PPI+ 阿莫西林 5 ～ 7 天，第二阶段服用 PPI + 克拉霉素 + 硝基咪唑 5 天[80]。

混合疗法是伴同疗法和序贯疗法的交叉，混合疗法的第一阶段和序贯疗法第一阶段相似，服用 PPI + 阿莫西林 5 ～ 7 天，第二阶段则和伴同疗法类似，服用 PPI + 阿莫西林 + 克拉霉素 + 硝基咪唑 7 天[81]。

20 余年来的临床观察及国内外的临床研究结果显示，伴同疗法是一种很有前途的治疗方案，H. pylori 的根除率很高，并不劣于含克拉霉素的三联疗法，其副作用和含克拉霉素的三联疗法基本相同，被列为一线治疗方案之一[82]。但选择伴同疗法治疗时，应选择治疗时间为 10 ～ 14 天[83]。伴同疗法应是首选的非铋剂的四联疗法，其具有很好克服耐药性的特点[69]，而序贯疗法和混合疗法则因为疗效和使用的复杂性，应用没有伴同疗法广泛。在相同的治疗周期下进行比较，伴同疗法的根除率明显高于序贯疗法。序贯疗法的服用方法较伴同疗法更为复杂，需要在治疗过程中改变抗菌药物药物，这可能会使患者感到困惑，可能会导致错误的服用方法，同时降低患者的服药依从性。因此，与序贯疗法相比，伴同疗法更容易满足患者的依从性，其药物耐受性也与标准三联疗法近似。混合疗法目前数据并不多，但也存在和序贯疗法相同的问题。

伴同疗法、序贯疗法、混合疗法对敏感的 H. pylori 菌株都有较高的根除率，但在面对耐药菌株时其根除率会有所不同。目前各国指南也都推荐这三种疗法作为补救治疗方案。对于克拉霉素和甲硝唑双重耐药的患者，伴同疗法仍然有效[84]。但我国的《第五次全国幽门螺杆菌感染处理共识》指出 H. pylori 对克拉霉素和甲硝唑双重耐药率超过 15% 的地区，经验治疗不推荐含克拉霉素和甲硝唑的非铋剂的四联疗法[73]。

（4）含左氧氟沙星的治疗方案

左氧氟沙星是一种氟喹诺酮类药物，对包括 H. pylori 在内的革兰阳性和革兰阴性细菌具有体外抗菌活性，用于 H. pylori 的一线和补救治疗。左氧氟沙星在一线疗法中主要存在以下三种搭配方式：①与 PPI、阿莫西林组成三联疗法；②改良后的序贯疗法，即 PPI 和阿莫西林治疗 5 ～ 7 天，随后 PPI、左氧氟沙星、硝基咪唑治疗 5 ~ 7 天；③与 PPI、硝唑尼特（nitazoxanide）和多西环素组成四联疗法[83]。

PPI、阿莫西林和左氧氟沙星所组成三联疗法也被用于 *H. pylori* 的补救治疗。尤其是当患者经过含克拉霉素的三联疗法及含铋剂的四联疗法均失败的情况下，含左氧氟沙星的三联疗法仍可以取得较好的疗效[85]。欧洲指南建议在含克拉霉素的三联疗法、含或不含铋剂的四联疗法治疗失败后，可采用含左氧沙星的三联或四联疗法进行补救治疗[67]。在我国，因为左氧氟沙星的耐药性高，含左氧氟沙星的方案不推荐用于初次治疗，可作为补救治疗的备选方案[73]。

（5）含利福布汀的三联疗法

随着 *H. pylori* 治疗中抗菌药物耐药性的不断升高，各国指南中都推出了基于利福布汀的三联方案作为补救治疗方案，这一方案包含利福布汀、PPI 和阿莫西林。在一项对使用含利福布汀的三联疗法作为补救治疗的队列研究和随机对照试验的队列型数据进行的 Meta 分析结果显示，合并根除率为二线治疗 79%（95% 置信区间为 67% ~ 92%）、三线治疗 66%（95% 置信区间为 55% ~ 77%）、四线或五线治疗 70%（95% 置信区间为 60% ~ 79%）[86]。但该方案也存在一些缺点，利福布汀具有骨髓抑制的副作用（罕见且可逆），且容易引起结核分枝杆菌耐药[86]。所以，使用利福布汀应被限制于那些反复多次根除 *H. pylori* 失败的患者[82]。使用含利福布汀的三联疗法作为二线治疗时，10 ~ 12 天方案比 7 天方案获得更高的根除率（95% 比 69%），和 14 天方案相比无明显差别。当利福布汀剂量每天大于 600 mg 易出现骨髓抑制。因此，推荐使用利福布汀每天 300 mg，连续服用10 天。

（6）高剂量阿莫西林二联疗法

考虑采用高剂量阿莫西林二联疗法作为补救治疗的原因是 *H. pylori* 很少对阿莫西林产生耐药，而阿莫西林的疗效随着胃 pH 的增加而提升[87]。所谓的高剂量阿莫西林是指每天使用阿莫西林总剂量大于 3 g（含 3 g），给药次数每天大于 3 次（含 3 次）。国外的研究表明，高剂量阿莫西林二联疗法在补救治疗中的疗效并不劣于含铋剂的四联疗法和含利福布汀的三联疗法[86]，美国和日本的指南已将此方案列为补救治疗方案之一[83, 88]。

目前我们所面临的 *H. pylori* 防治形势严峻，如人群感染率高、社会经济发展不平衡、人口老龄化、抗菌药物大量及不规范使用、细菌耐药问题日益严重等。随着社会经济、科学技术的发展，对人体肠道菌群的认识和深入探索、基因诊疗技术的发展和应用等，必将为人类对 *H. pylori* 相关疾病的认识和防控翻开新的篇章。

（朱欣彦）

| 参考文献 |

［1］ Warren J R, Marshall B. Unidentified curved bacilli on gastric epithelium in active chronic gastritis［J］. Lancet, 1983, 1（8336）: 1273-1275.

［2］ Marshall B J, Warren J R. Unidentified curved bacilli in the stomach of patients with gastritis and peptic ulceration［J］. Lancet, 1984, 1（8390）: 1311-1315.

［3］ Alarcón T, Llorca L, Perez-Perez G. Impact of the microbiota and gastric disease development by Helicobacter pylori［J］. Curr Top Microbiol Immunol, 2017, 400: 253-275.

［4］ Kamboj A K, Cotter T G, Oxentenko AS. Helicobacter pylori: the past, present, and future in management［J］. Mayo Clin Proc, 2017, 92（4）: 599-604.

［5］ Demerdash DME, Ibrahim H, Hassan DM, et al. Helicobacter pylori associated to unexplained or refractory iron deficiency anemia: an Egyptian single-center experience［J］. Hematol Transfus Cell Ther, 2018, 40（3）: 219-225.

［6］ Kodama M, Kitadai Y, Ito M, et al. Immune response to CagA protein is associated with improved platelet count after Helicobacter pylori eradication in patients with idiopathic thrombocytopenic purpura［J］. Helicobacter, 2007, 12（1）: 36-42.

［7］ Mayr M, Kiechl S, Mendall MA, et al. Increased risk of atherosclerosis is confined to CagA-positive helicobacter pylori strains: prospective results from the Bruneck study［J］. Stroke, 2003, 34（3）: 610-615.

［8］ Sugano K, Tack J, Kuipers EJ, et al. Kyoto global consensus report on Helicobacter pylori gastritis［J］. Gut, 2015, 64（9）: 1353-1367.

［9］ Chen Q, Lu H. Kyoto global consensus report on *helicobacter pylori* gastritis and its impact on Chinese clinical practice［J］. J Dig Dis, 2016, 17（6）: 353-356.

［10］ Salama N R, Hartung M L, Müller A. Life in the human stomach: persistence strategies of the bacterial pathogen Helicobacter pylori［J］. Nat Rev Microbiol, 2013, 11（6）: 385-399.

［11］ Chen Y L, Mo X Q, Huang GR, et al. Gene polymorphisms of pathogenic helicobacter pylori in patients with different types of gastrointestinal diseases［J］. World J Gastroenterol, 2016, 22（44）: 9718-9726.

［12］ Cover T L. The vacuolating cytotoxin of Helicobacter pylori［J］. Mol Microbiol, 1996, 20（2）: 241-246.

［13］ Xiang Z, Censini S, Bayeli P F, et al. Analysis of expression of CagA and VacA virulence factors in 43 strains of helicobacter pylori reveals that clinical isolates can be divided into two major types and that CagA is not necessary for expression of the vacuolating cytotoxin［J］. Infect Immun, 1995, 63（1）: 94-98.

［14］ Censini S, Lange C, Xiang Z, et al. cag, a pathogenicity island of helicobacter pylori, encodes type Ⅰ-specific and disease-associated virulence factors［J］. Proc Natl Acad Sci USA, 1996, 93（25）: 14648-14653.

［15］ Akopyants N S, Clifton S W, Kersulyte D, et al. Analyses of the cag pathogenicity island of helicobacter pylori［J］. Mol Microbiol, 1998, 28（1）: 37-53.

［16］ Backert S, Selbach M. Role of type Ⅳ secretion in helicobacter pylori pathogenesis［J］.

Cell Microbiol, 2008, 10（8）: 1573–1581.

［17］ Brandt S, Wessler S, Hartig R, et al. Helicobacter pylori activates protein kinase C delta to control Raf in MAP kinase signalling: role in AGS epithelial cell scattering and elongation ［J］. Cell Motil Cytoskeleton, 2009, 66（10）: 874–892.

［18］ Takeuchi H, Nakazawa T, Okamoto T, et al. Cell elongation and cell death of helicobacter pylori is modulated by the disruption of cdrA（cell division-related gene A）［J］. Microbiol Immunol, 2006, 50（7）: 487–497.

［19］ Moese S, Selbach M, Kwok T, et al. Helicobacter pylori induces AGS cell motility and elongation via independent signaling pathways ［J］. Infect Immun, 2004, 72（6）: 3646–3649.

［20］ Guruge J L, Falk P G, Lorenz R G, et al. Epithelial attachment alters the outcome of Helicobacter pylori infection ［J］. Proc Natl Acad Sci USA, 1998, 95（7）: 3925–3930.

［21］ Covacci A, Telford J L, Del Giudice G, et al. Helicobacter pylori virulence and genetic geography ［J］. Science, 1999, 284（5418）: 1328–1333.

［22］ Dundon W G, de Bernard M, Montecucco C. Virulence factors of helicobacter pylori ［J］. Int J Med Microbiol, 2001, 290（8）: 647–658.

［23］ Hofman P, Waidner B, Hofman V, et al. Pathogenesis of helicobacter pylori infection ［J］. Helicobacter, 2004, 9（Sup1）: 15–22.

［24］ Polk D B, Peek R M, Jr. Helicobacter pylori: gastric cancer and beyond ［J］. Nat Rev Cancer, 2010, 10（6）: 403–414.

［25］ Hatakeyama M. Oncogenic mechanisms of the Helicobacter pylori CagA protein ［J］. Nat Rev Cancer, 2004, 4（9）: 688–694.

［26］ Radosz-Komoniewska H, Bek T, Jóźwiak J, et al. Pathogenicity of helicobacter pylori infection ［J］. Clin Microbiol Infect, 2005, 11（8）: 602–610.

［27］ Higashi H, Tsutsumi R, Fujita A, et al. Biological activity of the helicobacter pylori virulence factor CagA is determined by variation in the tyrosine phosphorylation sites ［J］. Proc Natl Acad Sci USA, 2002, 99（22）: 14428–14433.

［28］ Tohidpour A. CagA-mediated pathogenesis of Helicobacter pylori ［J］. Microb Pathog, 2016, 93: 44–55.

［29］ Naumann M, Sokolova O, Tegtmeyer N, et al. Helicobacter pylori: a paradigm pathogen for subverting host cell signal transmission ［J］. Trends Microbiol, 2017, 25（4）: 316–328.

［30］ Song X, Xin N, Wang W, et al. Wnt/β-catenin, an oncogenic pathway targeted by *H. Pylori* in gastric carcinogenesis ［J］. Oncotarget, 2015, 6（34）: 35579–35588.

［31］ Hardbower D M, Singh K, Asim M, et al. EGFR regulates macrophage activation and function in bacterial infection ［J］. J Clin Invest, 2016, 126（9）: 3296–3312.

［32］ Keilberg D, Ottemann K M. How helicobacter pylori senses, targets and interacts with the gastric epithelium ［J］. Environ Microbiol, 2016, 18（3）: 791–806.

［33］ Tsai H F, Hsu P N. Interplay between helicobacter pylori and immune cells in immune pathogenesis of gastric inflammation and mucosal pathology ［J］. Cell Mol Immunol, 2010, 7（4）: 255–259.

［34］ Rohde M, Püls J, Buhrdorf R, et al. A novel sheathed surface organelle of the helicobacter pylori cag type Ⅳ secretion system［J］. Mol Microbiol, 2003, 49（1）: 219–234.

［35］ Kwok T, Zabler D, Urman S, et al. Helicobacter exploits integrin for type Ⅳ secretion and kinase activation［J］. Nature, 2007, 449（7164）: 862–866.

［36］ Forman D. Helicobacter pylori infection and cancer［J］. Br Med Bull, 1998, 54（1）: 71–78.

［37］ Busler V J, Torres V J, McClain M S, et al. Protein–protein interactions among Helicobacter pylori cag proteins［J］. J Bacteriol, 2006, 188（13）: 4787–4800.

［38］ Terradot L, Bayliss R, Oomen C, et al. Structures of two core subunits of the bacterial type Ⅳ secretion system, VirB8 from Brucella suis and ComB10 from helicobacter pylori［J］. Proc Natl Acad Sci USA, 2005, 102（12）: 4596–4601.

［39］ Cui L, Shao S, Li L, et al. Cloning and expressing cagT gene of type Ⅳ secretion system in helicobacter pylori and influence of cytokine secretion and cell proliferation on SGC–7901 cell［J］. Wei Sheng Wu Xue Bao, 2008, 48（4）: 452–458.

［40］ Ding H, Zeng H, Huang L, et al. Helicobacter pylori chaperone–like protein CagT plays an essential role in the translocation of CagA into host cells［J］. J Microbiol Biotechnol, 2012, 22（10）: 1343–1349.

［41］ Aras R A, Fischer W, Perez–Perez GI, et al. Plasticity of repetitive DNA sequences within a bacterial（Type Ⅳ）secretion system component［J］. J Exp Med, 2003, 198（9）: 1349–1360.

［42］ Terradot L, Waksman G. Architecture of the helicobacter pylori Cag–type Ⅳ secretion system ［J］. Febs J, 2011, 278（8）: 1213–1222.

［43］ Johnson E M, Gaddy J A, Voss B J, et al. Genes required for assembly of pili associated with the helicobacter pylori cag type Ⅳ secretion system［J］. Infect Immun, 2014, 82（8）: 3457–3470.

［44］ Arya T, Oudouhou F, Casu B, et al. Fragment–based screening identifies inhibitors of ATPase activity and of hexamer formation of Cagα from the Helicobacter pylori type Ⅳ secretion system ［J］. Sci Rep, 2019, 9（1）: 6474.

［45］ Fischer W, Püls J, Buhrdorf R, et al. Systematic mutagenesis of the helicobacter pylori cag pathogenicity island: essential genes for CagA translocation in host cells and induction of interleukin–8［J］. Mol Microbiol, 2001, 42（5）: 1337–1348.

［46］ Couturier M R, Tasca E, Montecucco C, et al. Interaction with CagF is required for translocation of CagA into the host via the helicobacter pylori type Ⅳ secretion system［J］. Infect Immun, 2006, 74（1）: 273–281.

［47］ Pattis I, Weiss E, Laugks R, et al. The helicobacter pylori CagF protein is a type Ⅳ secretion chaperone–like molecule that binds close to the C–terminal secretion signal of the CagA effector protein［J］. Microbiology（Reading）, 2007, 153（Pt 9）: 2896–2909.

［48］ Jurik A, Hausser E, Kutter S, et al. The coupling protein Cagbeta and its interaction partner CagZ are required for type Ⅳ secretion of the helicobacter pylori CagA protein［J］. Infect Immun, 2010, 78（12）: 5244–5251.

［49］ Cendron L, Zanotti G. Structural and functional aspects of unique type Ⅳ secretory components in the helicobacter pylori cag–pathogenicity island［J］. Febs J, 2011, 278（8）: 1223–1231.

［50］ Boonjakuakul J K, Syvanen M, Suryaprasad A, et al. Transcription profile of helicobacter pylori in the human stomach reflects its physiology in vivo[J]. J Infect Dis, 2004, 190（5）: 946-956.

[51] Pinto-Santini D M, Salama N R. Cag3 is a novel essential component of the helicobacter pylori Cag type IV secretion system outer membrane subcomplex [J]. J Bacteriol, 2009, 191（23）: 7343-7352.

[52] Cendron L, Tasca E, Seraglio T, et al. The crystal structure of CagS from the helicobacter pylori pathogenicity island [J]. Proteins, 2007, 69（2）: 440-443.

[53] Hegde S S, Shrader T E. FemABX family members are novel nonribosomal peptidyltransferases and important pathogen-specific drug targets [J]. J Biol Chem, 2001, 276（10）: 6998-7003.

[54] Zhang Z W, Dorrell N, Wren B W, et al. Helicobacter pylori adherence to gastric epithelial cells: a role for non-adhesin virulence genes [J]. J Med Microbiol, 2002, 51（6）: 495-502.

[55] Backert S, Kwok T, Schmid M, et al. Subproteomes of soluble and structure-bound Helicobacter pylori proteins analyzed by two-dimensional gel electrophoresis and mass spectrometry [J]. Proteomics, 2005, 5（5）: 1331-1345.

[56] Ling F, Wang X, Dai D, et al. The helicobacter pylori protein CagM is located in the transmembrane channel that is required for CagA translocation [J]. Curr Microbiol, 2013, 67（5）: 531-536.

[57] Saha A, Hammond C E, Beeson C, et al. Helicobacter pylori represses proton pump expression and inhibits acid secretion in human gastric mucosa [J]. Gut, 2010, 59（7）: 874-881.

[58] Kutter S, Buhrdorf R, Haas J, et al. Protein subassemblies of the helicobacter pylori Cag type IV secretion system revealed by localization and interaction studies [J]. J Bacteriol, 2008, 190（6）: 2161-2171.

[59] Bourzac K M, Satkamp L A, Guillemin K. The Helicobacter pylori cag pathogenicity island protein CagN is a bacterial membrane-associated protein that is processed at its C terminus [J]. Infect Immun, 2006, 74（5）: 2537-2543.

[60] Kersulyte D, Akopyants N S, Clifton S W, et al. Novel sequence organization and insertion specificity of IS605 and IS606: chimaeric transposable elements of helicobacter pylori [J]. Gene, 1998, 223（1-2）: 175-186.

[61] Mizushima T, Sugiyama T, Kobayashi T, et al. Decreased adherence of cagG-deleted helicobacter pylori to gastric epithelial cells in Japanese clinical isolates [J]. Helicobacter, 2002, 7（1）: 22-29.

[62] Saito H, Yamaoka Y, Ishizone S, et al. Roles of virD4 and cagG genes in the cag pathogenicity island of helicobacter pylori using a Mongolian gerbil model [J]. Gut, 2005, 54（5）: 584-590.

[63] Cendron L, Couturier M, Angelini A, et al. The helicobacter pylori CagD （HP0545, Cag24） protein is essential for CagA translocation and maximal induction of interleukin-8 secretion [J]. J Mol Biol, 2009, 386（1）: 204-217.

[64] Voss B J, Gaddy J A, McDonald W H, et al. Analysis of surface-exposed outer membrane proteins in helicobacter pylori [J]. J Bacteriol, 2014, 196（13）: 2455-2471.

[65] Thung I, Aramin H, Vavinskaya V, et al. Review article: the global emergence of

helicobacter pylori antibiotic resistance［J］. Aliment Pharmacol Ther，2016，43（4）：514-533.

［66］Chey W D，Wong B C. American college of gastroenterology guideline on the management of helicobacter pylori infection［J］. Am J Gastroenterol，2007，102（8）：1808-1825.

［67］Malfertheiner P，Megraud F，O'Morain C A，et al. Management of helicobacter pylori infection-the Maastricht V/Florence consensus report［J］. Gut，2017，66（1）：6-30.

［68］Graham D Y，Lee S Y. How to effectively use bismuth quadruple therapy：the good，the bad，and the ugly［J］. Gastroenterol Clin North Am，2015，44（3）：537-563.

［69］Cammarota G，Tursi A，Papa A，et al. Helicobacter pylori eradication using one-week low-dose lansoprazole plus amoxycillin and either clarithromycin or azithromycin［J］. Aliment Pharmacol Ther，1996，10（6）：997-1000.

［70］Current european concepts in the management of helicobacter pylori infection. The maastricht consensus report. european Helicobacter pylori study Group［J］. Gut，1997，41（1）：8-13.

［71］Malfertheiner P，Megraud F，O'Morain C A，et al. Management of Helicobacter pylori infection：the Maastricht IV / Florence consensus report［J］. Gut，2012，61（5）：646-664.

［72］Dore M P，Lu H，Graham D Y. Role of bismuth in improving helicobacter pylori eradication with triple therapy［J］. Gut，2016，65（5）：870-878.

［73］中华医学会消化病学分会幽门螺杆菌和消化性溃疡学组，全国幽门螺杆菌研究协作组，刘文忠，等. 第五次全国幽门螺杆菌感染处理共识报告［J］. 中华内科杂志，2017，56（7）：532-545.

［74］Ford A C，Malfertheiner P，Giguere M，et al. Adverse events with bismuth salts for Helicobacter pylori eradication：systematic review and meta-analysis［J］. World J Gastroenterol，2008，14（48）：7361-7370.

［75］Lim S G，Park R W，Shin S J，et al. The relationship between the failure to eradicate Helicobacter pylori and previous antibiotics use［J］. Dig Liver Dis，2016，48（4）：385-390.

［76］Malfertheiner P，Bazzoli F，Delchier J C，et al. Helicobacter pylori eradication with a capsule containing bismuth subcitrate potassium，metronidazole，and tetracycline given with omeprazole versus clarithromycin-based triple therapy：a randomised，open-label，non-inferiority，phase 3 trial［J］. Lancet，2011，377（9769）：905-913.

［77］Liang X，Xu X，Zheng Q，et al. Efficacy of bismuth-containing quadruple therapies for clarithromycin-，metronidazole-，and fluoroquinolone-resistant helicobacter pylori infections in a prospective study［J］. Clin Gastroenterol Hepatol，2013，11（7）：802-807.

［78］Cao Z，Chen Q，Zhang W，et al. Fourteen-day optimized levofloxacin-based therapy versus classical quadruple therapy for helicobacter pylori treatment failures：a randomized clinical trial［J］. Scand J Gastroenterol，2015，50（10）：1185-1190.

［79］Treiber G，Ammon S，Schneider E，et al. Amoxicillin/metronidazole/omeprazole/clarithromycin：a new，short quadruple therapy for helicobacter pylori eradication［J］. Helicobacter，1998，3（1）：54-58.

［80］Zullo A，Rinaldi V，Winn S，et al. A new highly effective short-term therapy schedule for helicobacter pylori eradication ［ J ］ . Aliment Pharmacol Ther，2000，14（ 6 ）： 715–718.

［ 81 ］ Hsu P I，Wu D C，Wu J Y，et al. Modified sequential helicobacter pylori therapy： proton pump inhibitor and amoxicillin for 14 days with clarithromycin and metronidazole added as a quadruple （hybrid） therapy for the final 7 days ［ J ］. Helicobacter，2011，16（ 2 ）： 139–145.

［ 82 ］ Fallone C A，Chiba N，van Zanten S V，et al. The toronto consensus for the treatment of Helicobacter pylori infection in adults ［ J ］ . Gastroenterology，2016，151（ 1 ）： 51–69.

［ 83 ］ Chey W D，Leontiadis G I，Howden C W，et al. ACG clinical guideline： treatment of helicobacter pylori infection ［ J ］ . Am J Gastroenterol，2017，112（ 2 ）： 212–239.

［ 84 ］ Molina–Infante J，Romano M，Fernandez–Bermejo M，et al. Optimized nonbismuth quadruple therapies cure most patients with helicobacter pylori infection in populations with high rates of antibiotic resistance ［ J ］ . Gastroenterology，2013，145（ 1 ）： 121–128.

［ 85 ］ Gisbert J P. Letter： third–line rescue therapy with levofloxacin after failure of two treatments to eradicate helicobacter pylori infection ［ J ］ . Aliment Pharmacol Ther，2012，35（ 12 ）： 1484–1485；author reply 1486.

［ 86 ］ Liu X，Wang H，Lv Z，et al. Rescue therapy with a proton pump inhibitor plus amoxicillin and rifabutin for helicobacter pylori infection： a systematic review and meta–analysis ［ J ］. Gastroenterol Res Pract，2015，2015（ 1 ）： 415648.

［ 87 ］ Labenz J. Current role of acid suppressants in Helicobacter pylori eradication therapy ［ J ］. Best Pract Res Clin Gastroenterol，2001，15（ 3 ）： 413–431.

［ 88 ］ Kato M，Ota H，Okuda M，et al. Guidelines for the management of helicobacter pylori infection in Japan： 2016 Revised Edition ［ J ］. Helicobacter，2019，24（ 4 ）： e12597.

2. 幽门螺杆菌形态与结构特征

2.1 菌落特征

H. pylori 对营养要求高，所用培养基包括非选择性及选择性两种。常用的非选择性培养基有脑心浸液琼脂培养基、哥伦比亚琼脂培养基、胰蛋白胨大豆琼脂培养基、Wilkins-Chalgren 琼脂培养基及布氏肉汤培养基等，培养基中需加7% ～ 10% 的羊血或牛血清；选择性培养基则是在上述培养基中添加一定的抗菌药物，如万古霉素、啶酸、两性霉素 B、多黏菌素 B，以及甲氧苄啶（TMP）等。*H. pylori* 生长速度缓慢，使用哥伦比亚琼脂培养基在 35 ～ 37 ℃下培养 3 ～ 5 天，可见圆形、凸起、半透明、边缘整齐的小菌落。若培养时间过长菌落可由凸起变成扁平状。

H. pylori 菌落特征见图 2-1 ～图 2-8。

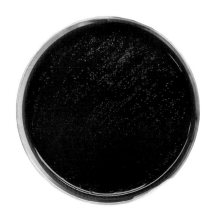

图 2-1　菌落特征（1）

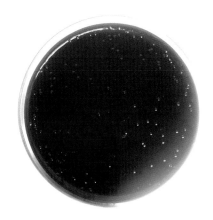

图 2-2　菌落特征（2）

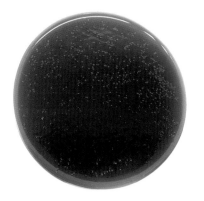

图2-3　菌落特征（3）

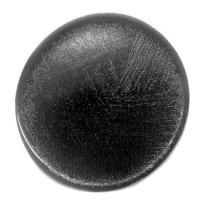

图2-4　菌落特征（4）

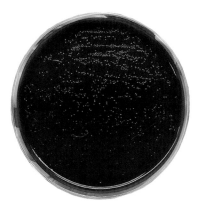

图2-5　菌落特征（5）

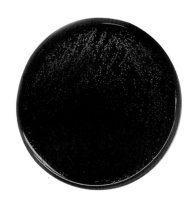

图2-6　菌落特征（6）

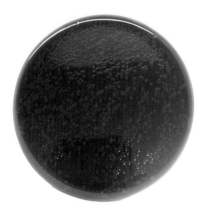

图2-7　菌落特征（7）

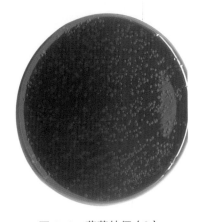

图2-8　菌落特征（8）

（袁小燕　黄　玥　陈　璐）

2.2 形态与结构特征

（1）光学显微镜下 *H. pylori* 形态特征

H. pylori 是一种革兰染色阴性，菌体长 2.5 ～ 4.0 μm、宽 0.5 ～ 1.0 μm，呈多形性的微需氧菌。在哥伦比亚琼脂培养基上培养 3 ～ 5 天，革兰染色后，光学显微镜下可见粉红色的 S 形、螺旋形、海鸥展翅形、U 形、弧形、马蹄形、逗点状等形态。但若培养时间过长或培养条件改变，菌体可呈球状或球杆状，即球形变，通常表明细菌处于休眠状态，在适宜环境中可转化为繁殖体；在液体培养基中也可呈长螺旋状、丝状。

H. pylori 光学显微镜下形态特征见图 2-9 ～图 2-74。

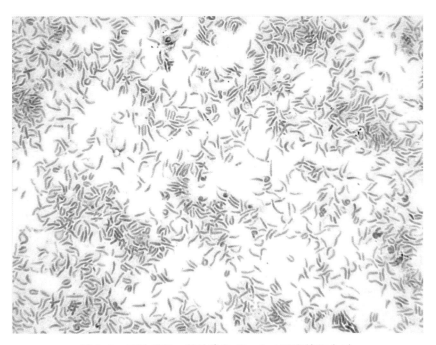

图 2-9　固体培养：革兰染色 *H. pylori* 形态特征（1）

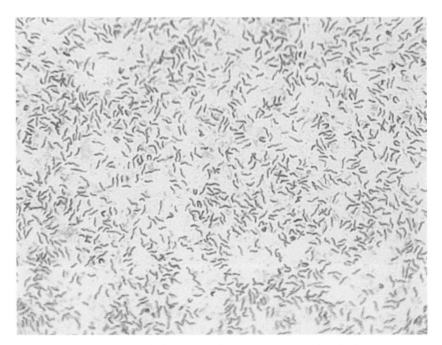

图 2-10　固体培养：革兰染色 *H. pylori* 形态特征（2）

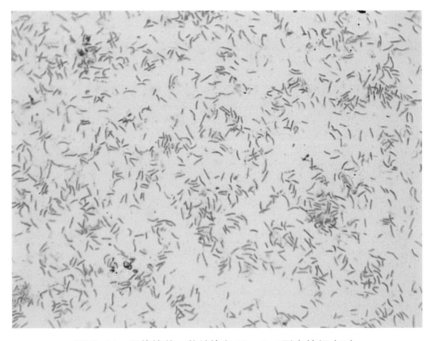

图 2-11　固体培养：革兰染色 *H. pylori* 形态特征（3）

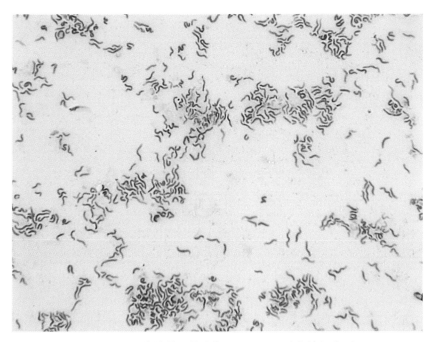

图 2-12　固体培养：革兰染色 *H. pylori* 形态特征（4）

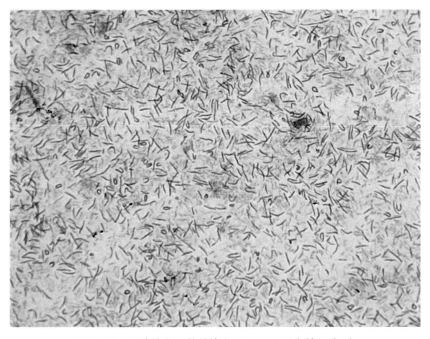

图 2-13　固体培养：革兰染色 *H. pylori* 形态特征（5）

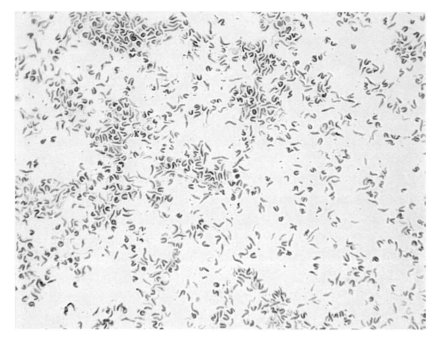

图 2-14　固体培养：革兰染色 *H. pylori* 形态特征（6）

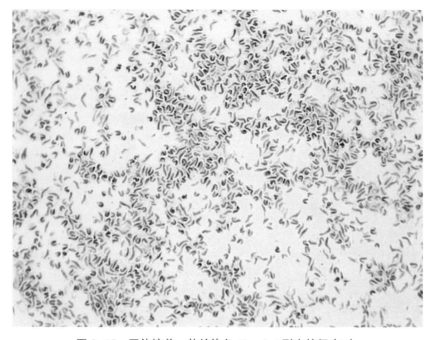

图 2-15　固体培养：革兰染色 *H. pylori* 形态特征（7）

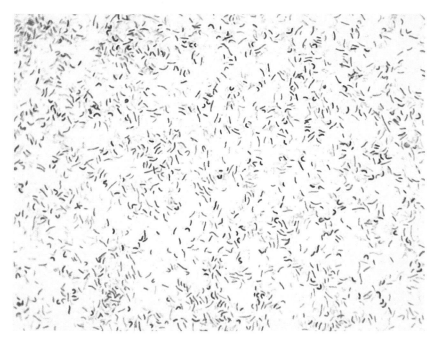

图 2-16 固体培养：革兰染色 *H. pylori* 形态特征（8）

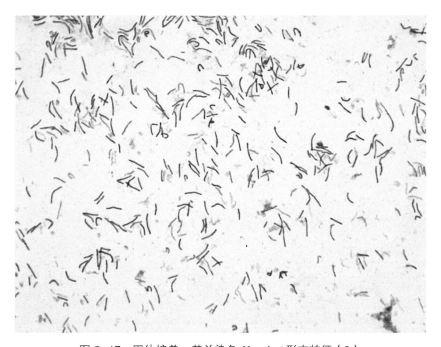

图 2-17 固体培养：革兰染色 *H. pylori* 形态特征（9）

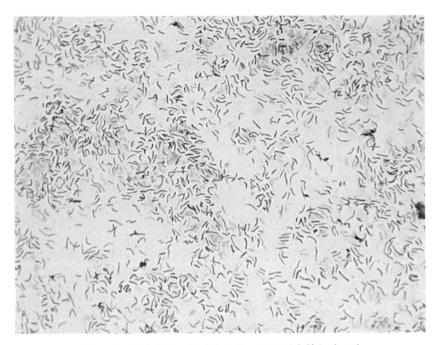

图 2-18　固体培养：革兰染色 *H. pylori* 形态特征（10）

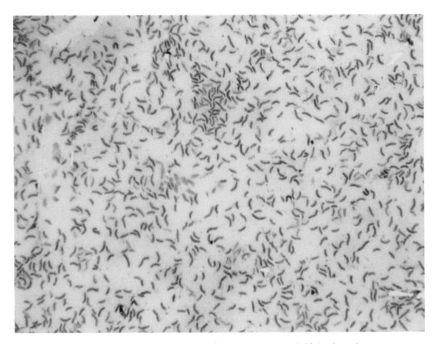

图 2-19　固体培养：革兰染色 *H. pylori* 形态特征（11）

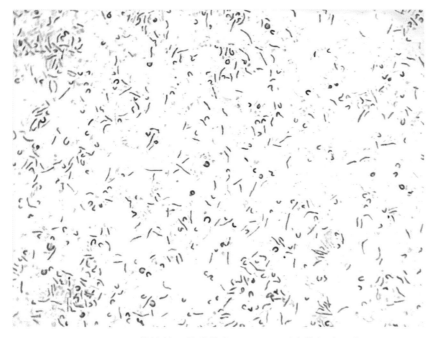

图 2-20　固体培养：革兰染色 *H. pylori* 形态特征（12）

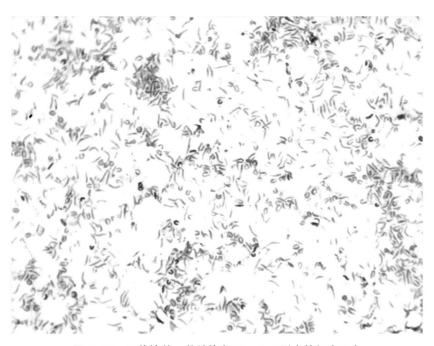

图 2-21　固体培养：革兰染色 *H. pylori* 形态特征（13）

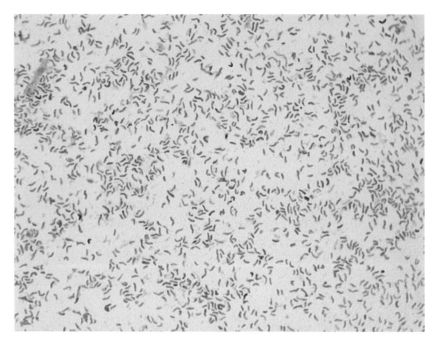

图 2-22   固体培养：革兰染色 *H. pylori* 形态特征（14）

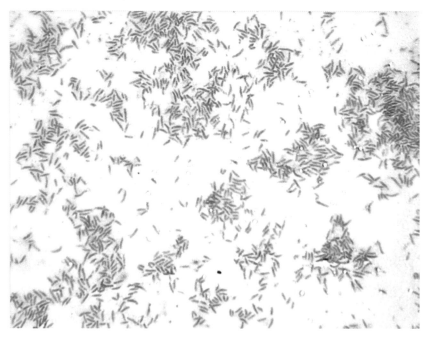

图 2-23   固体培养：革兰染色 *H. pylori* 形态特征（15）

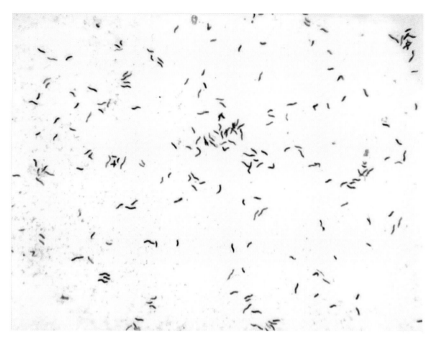

图 2-24　固体培养：革兰染色 *H. pylori* 形态特征（16）

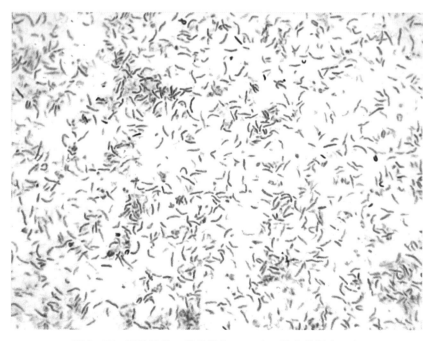

图 2-25　固体培养：革兰染色 *H. pylori* 形态特征（17）

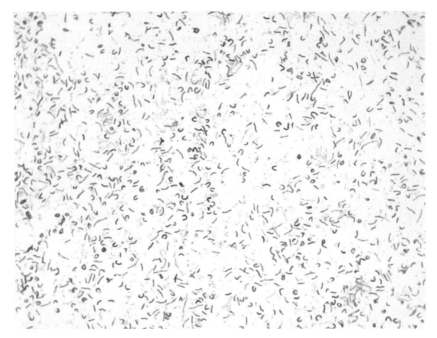

图 2-26　固体培养：革兰染色 *H. pylori* 形态特征（18）

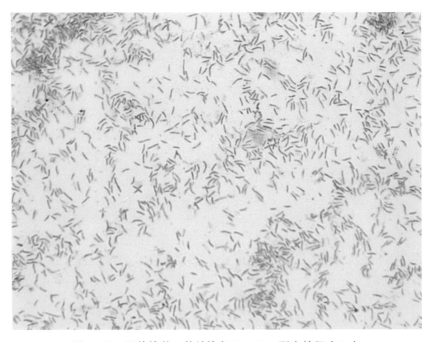

图 2-27　固体培养：革兰染色 *H. pylori* 形态特征（19）

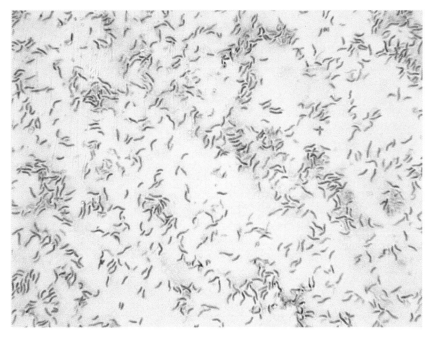

图 2-28　固体培养：革兰染色 *H. pylori* 形态特征（20）

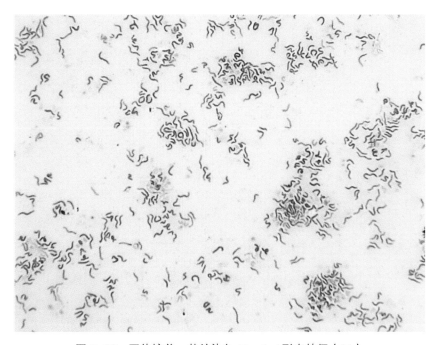

图 2-29　固体培养：革兰染色 *H. pylori* 形态特征（21）

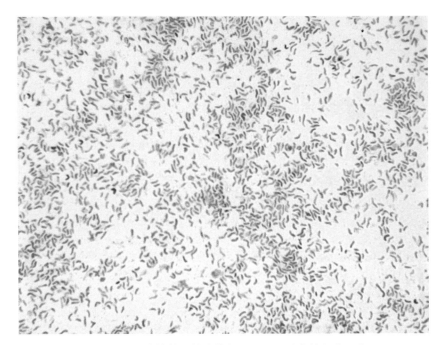

图 2-30　固体培养：革兰染色 *H. pylori* 形态特征（22）

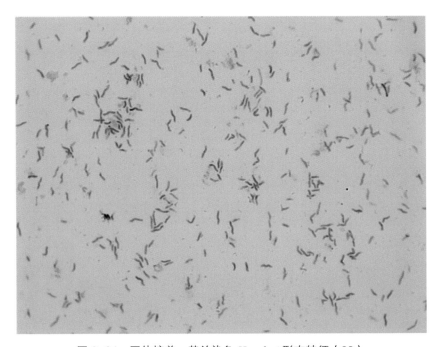

图 2-31　固体培养：革兰染色 *H. pylori* 形态特征（23）

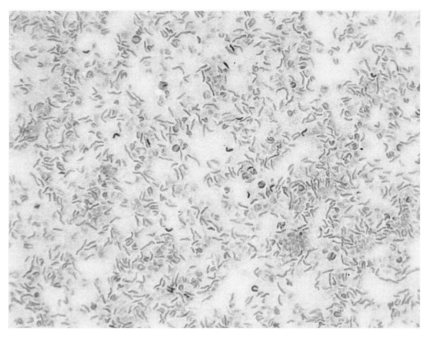

图 2-32　固体培养：革兰染色 *H. pylori* 形态特征（24）

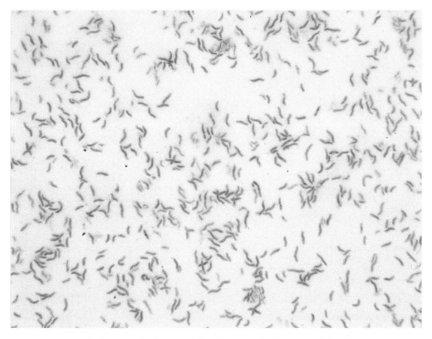

图 2-33　固体培养：革兰染色 *H. pylori* 形态特征（25）

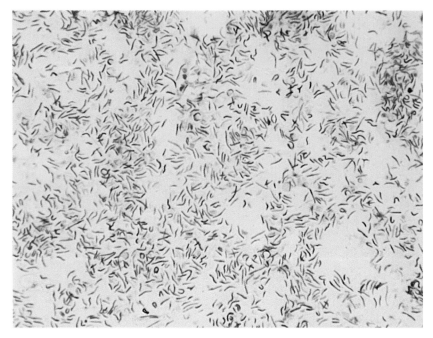

图 2-34　固体培养：革兰染色 *H. pylori* 形态特征（26）

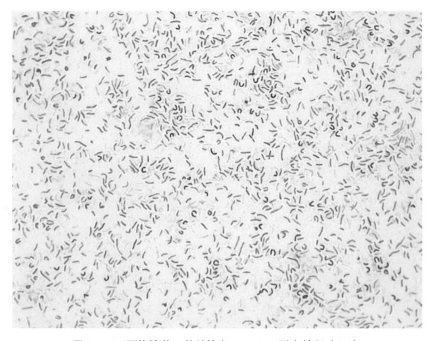

图 2-35　固体培养：革兰染色 *H. pylori* 形态特征（27）

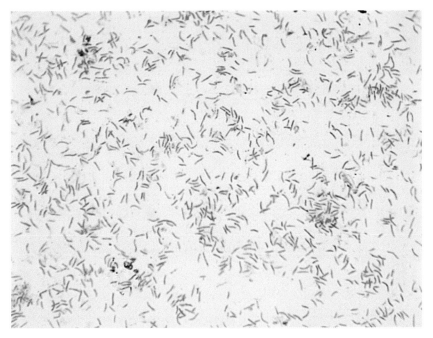

图 2-36　固体培养：革兰染色 *H. pylori* 形态特征（28）

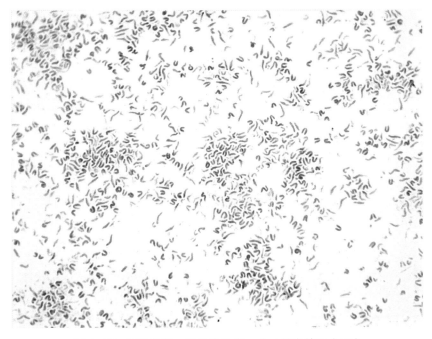

图 2-37　固体培养：革兰染色 *H. pylori* 形态特征（29）

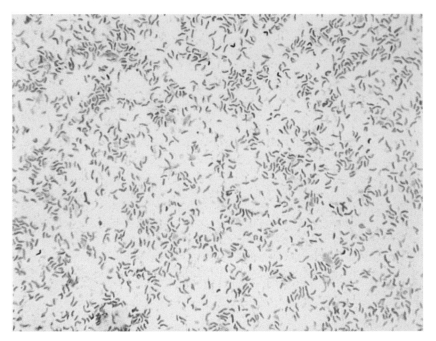

图 2-38　固体培养：革兰染色 *H. pylori* 形态特征（30）

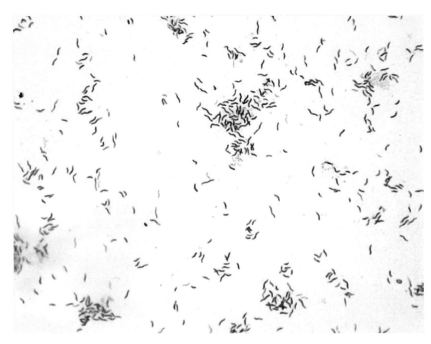

图 2-39　固体培养：革兰染色 *H. pylori* 形态特征（31）

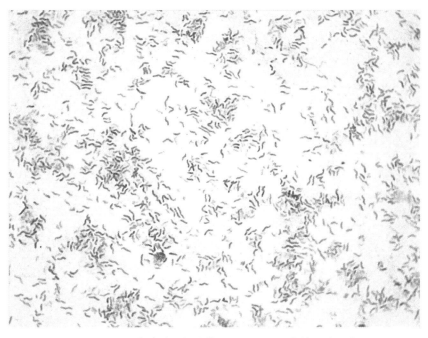

图 2-40　固体培养：革兰染色 *H. pylori* 形态特征（32）

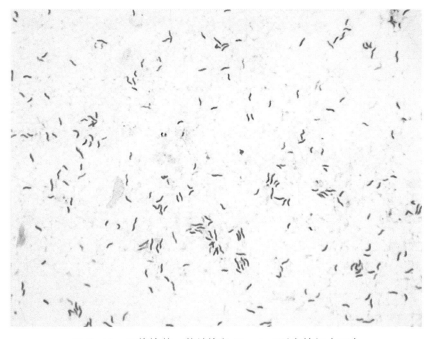

图 2-41　固体培养：革兰染色 *H. pylori* 形态特征（33）

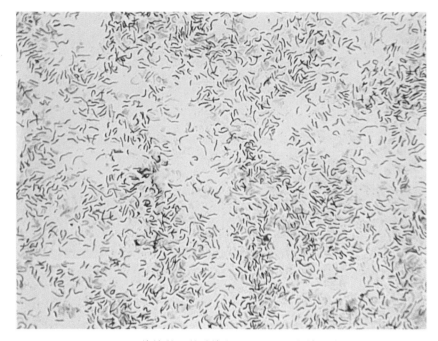

图 2-42　固体培养：革兰染色 *H. pylori* 形态特征（34）

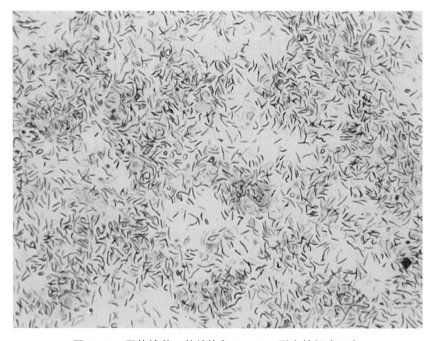

图 2-43　固体培养：革兰染色 *H. pylori* 形态特征（35）

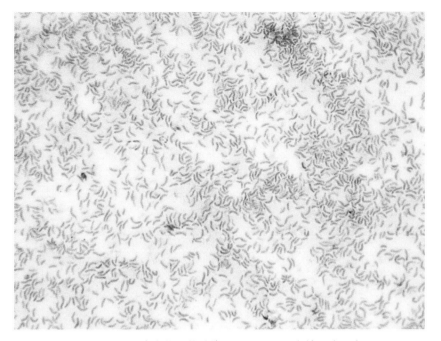

图 2-44　固体培养：革兰染色 *H. pylori* 形态特征（36）

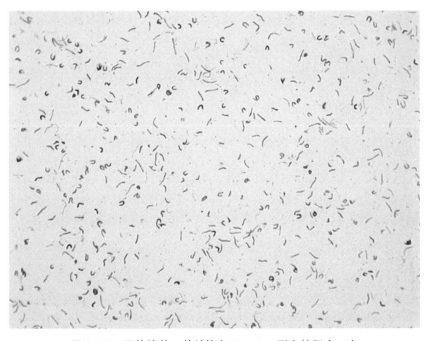

图 2-45　固体培养：革兰染色 *H. pylori* 形态特征（37）

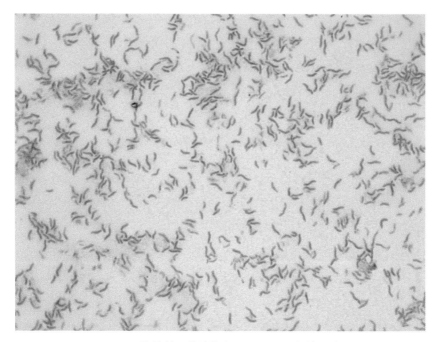

图 2-46 固体培养：革兰染色 *H. pylori* 形态特征（38）

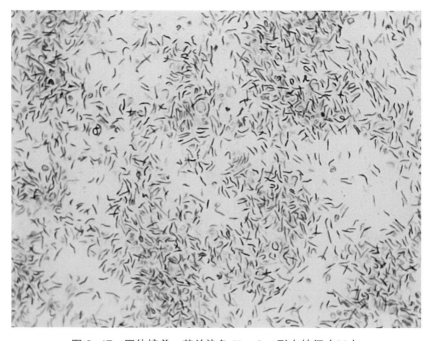

图 2-47 固体培养：革兰染色 *H. pylori* 形态特征（39）

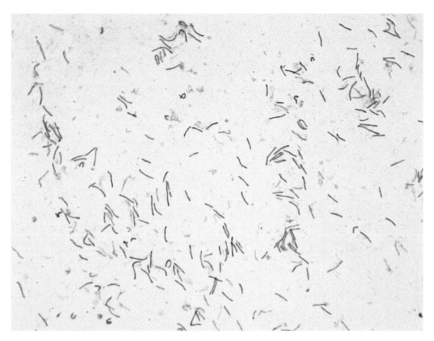

图 2-48 固体培养：革兰染色 *H. pylori* 形态特征（40）

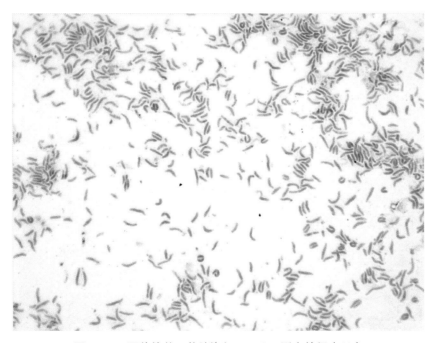

图 2-49 固体培养：革兰染色 *H. pylori* 形态特征（41）

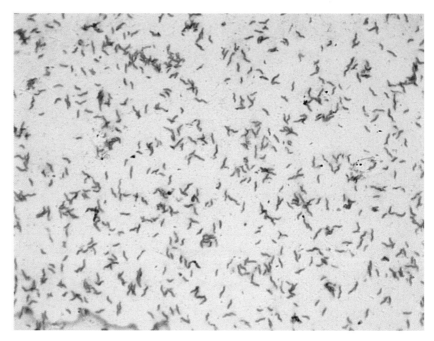

图 2-50　固体培养：革兰染色 *H. pylori* 形态特征（42）

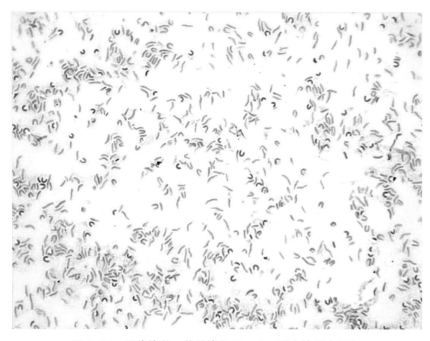

图 2-51　固体培养：革兰染色 *H. pylori* 形态特征（43）

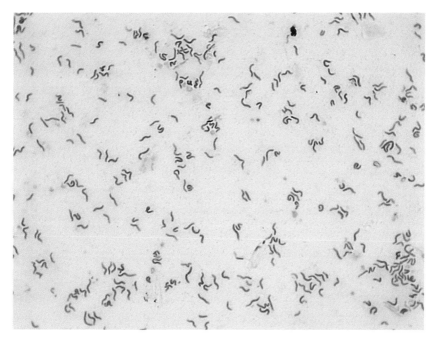

图 2-52　固体培养：革兰染色 *H. pylori* 形态特征（44）

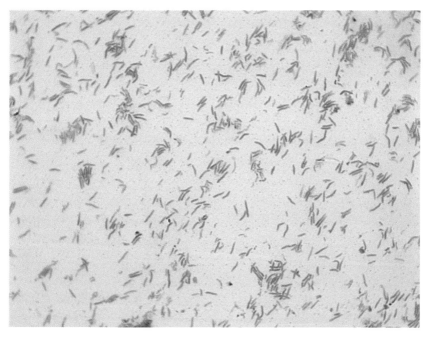

图 2-53　固体培养：革兰染色 *H. pylori* 形态特征（45）

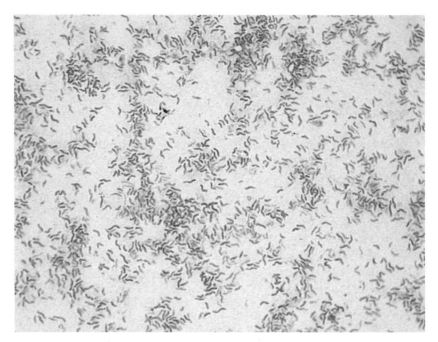

图 2-54　固体培养：革兰染色 *H. pylori* 形态特征（46）

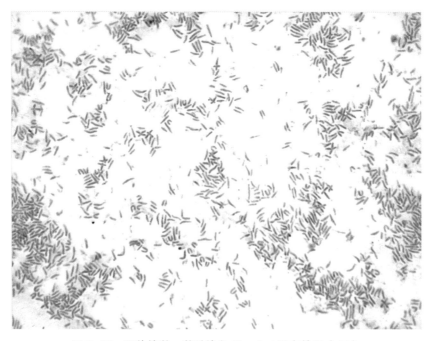

图 2-55　固体培养：革兰染色 *H. pylori* 形态特征（47）

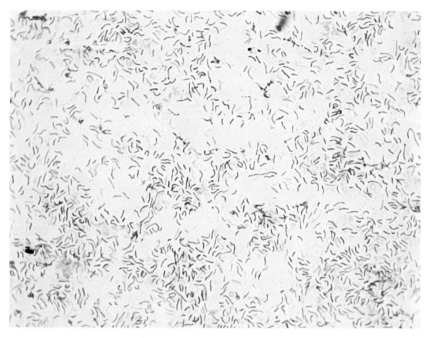

图 2-56　固体培养：革兰染色 *H. pylori* 形态特征（48）

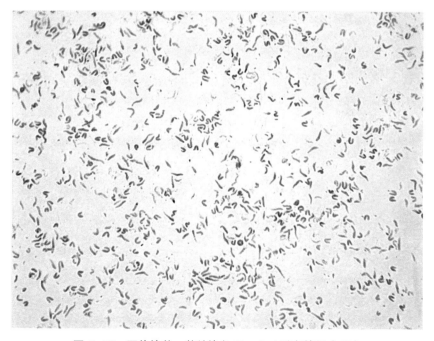

图 2-57　固体培养：革兰染色 *H. pylori* 形态特征（49）

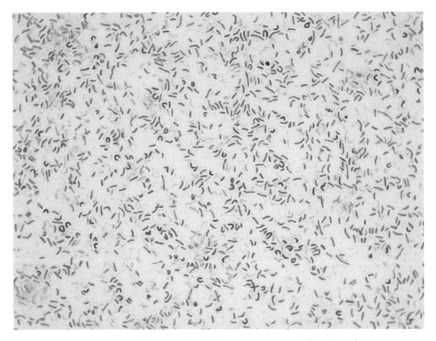

图 2-58　固体培养：革兰染色 *H. pylori* 形态特征（50）

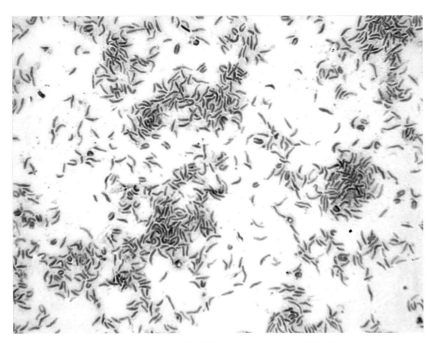

图 2-59　固体培养：革兰染色 *H. pylori* 形态特征（51）

图 2-60 固体培养：革兰染色 *H. pylori* 形态特征（52）

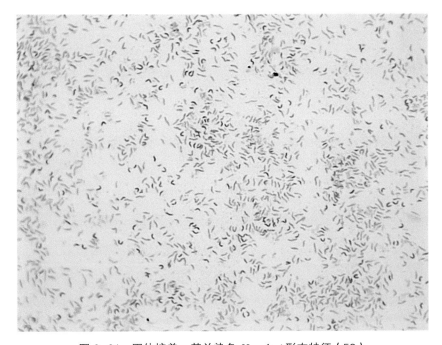

图 2-61 固体培养：革兰染色 *H. pylori* 形态特征（53）

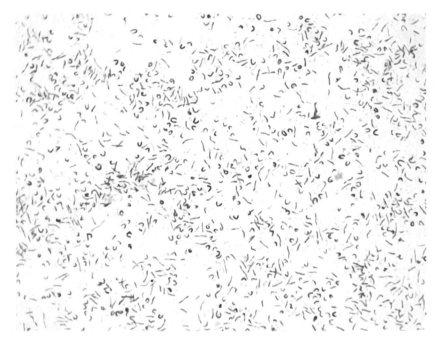

图 2-62　固体培养：革兰染色 *H. pylori* 形态特征（54）

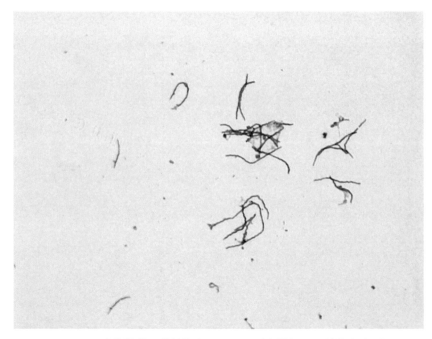

图 2-63　液体培养：革兰染色 *H. pylori* 形态特征——丝状变（1）

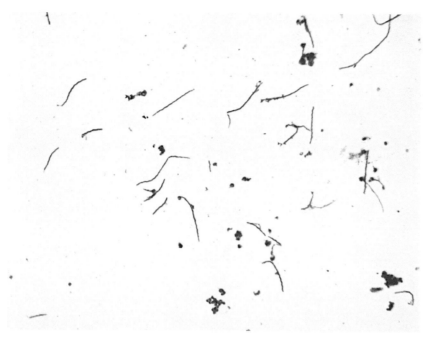

图 2-64　液体培养：革兰染色 *H. pylori* 形态特征——丝状变（2）

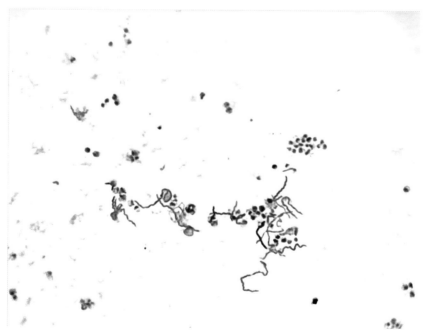

图 2-65　液体培养：革兰染色 *H. pylori* 形态特征（1）

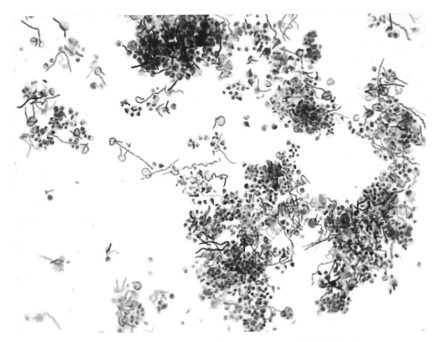

图 2-66　液体培养：革兰染色 *H. pylori* 形态特征（2）

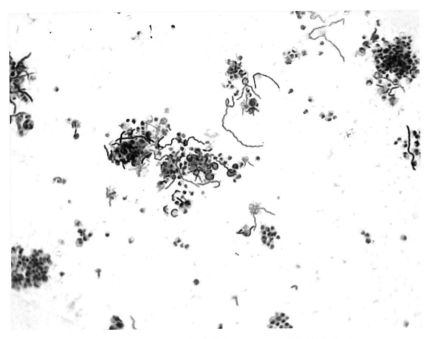

图 2-67　液体培养：革兰染色 *H. pylori* 形态特征（3）

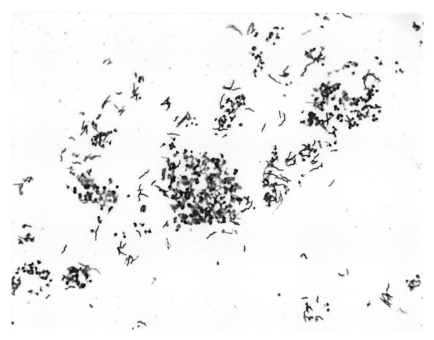

图 2-68　液体培养：革兰染色 *H. pylori* 形态特征（4）

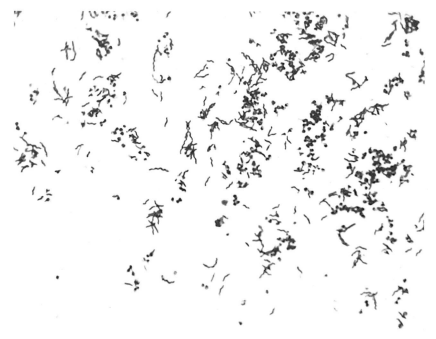

图 2-69　液体培养：革兰染色 *H. pylori* 形态特征（5）

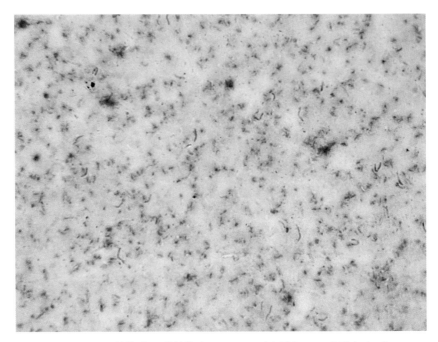

图 2-70　固体培养：革兰染色 *H. pylori* 形态特征——球形变（1）

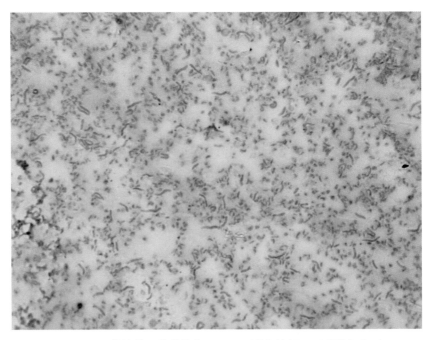

图 2-71　固体培养：革兰染色 *H. pylori* 形态特征——球形变（2）

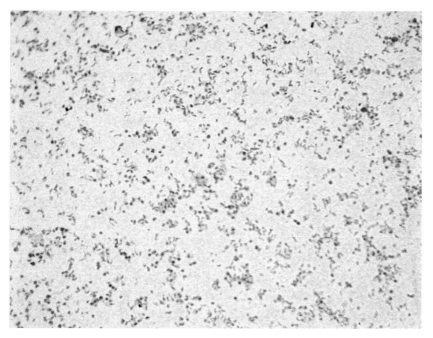

图 2-72 固体培养：革兰染色 *H. pylori* 形态特征——球形变（3）

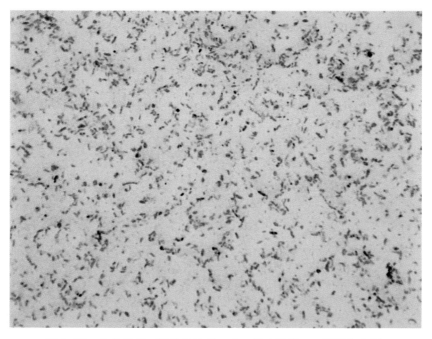

图 2-73 固体培养：革兰染色 *H. pylori* 形态特征——球形变（4）

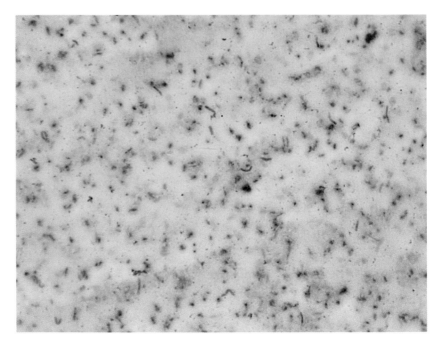

图2-74　固体培养：革兰染色 *H. pylori* 形态特征——球形变（5）

（徐　驰　黄　玥　邵　晨　王明义　朱琳琦

宗　明　郭一德　曾　欣　徐　斐　孟　梦）

（2）扫描电子显微镜下 *H. pylori* 形态与结构特征

扫描电子显微镜（简称"扫描电镜"）下可见 *H. pylori* 菌体呈螺旋形、弧形、海鸥展翅形，末端顿圆并具有单极多鞭毛，使 *H. pylori* 具有较强的动力，有助于其在胃部环境中定植及生存。*H. pylori* 的鞭毛含有一层由蛋白和脂多糖组成的外鞘，保护鞭毛免受胃酸的侵袭。鞭毛含有 FlaA 和 FlaB 两种蛋白，在细菌的运动发挥重要作用。电子显微镜下还可见菌体表面有菌毛，是其黏附于胃黏膜细胞表面的主要物质基础。

H. pylori 扫描电镜下形态与结构特征见图 2-75 ～图 2-96。

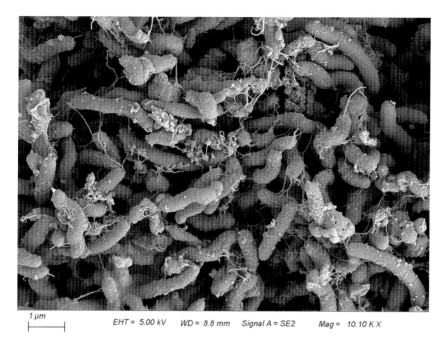

1 μm   EHT = 5.00 kV   WD = 8.8 mm   Signal A = SE2   Mag = 10.10 K X

图 2-75　扫描电镜下 *H. pylori* 形态与结构特征（1）

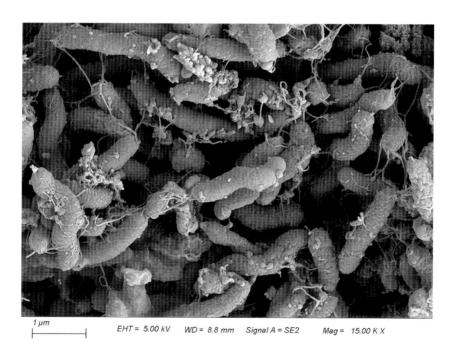

1 μm   EHT = 5.00 kV   WD = 8.8 mm   Signal A = SE2   Mag = 15.00 K X

图 2-76　扫描电镜下 *H. pylori* 形态与结构特征（2）

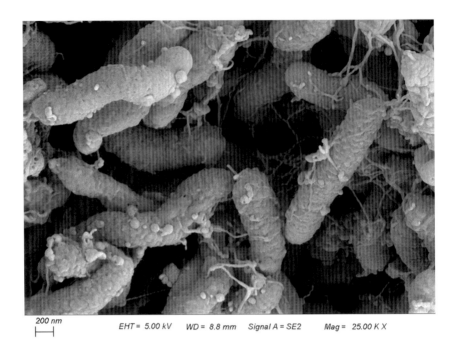

200 nm   EHT = 5.00 kV   WD = 8.8 mm   Signal A = SE2   Mag = 25.00 K X

图 2-77 　扫描电镜下 *H. pylori* 形态与结构特征（3）

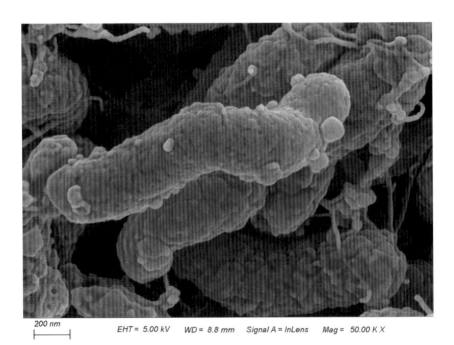

200 nm   EHT = 5.00 kV   WD = 8.8 mm   Signal A = InLens   Mag = 50.00 K X

图 2-78 　扫描电镜下 *H. pylori* 形态与结构特征（4）

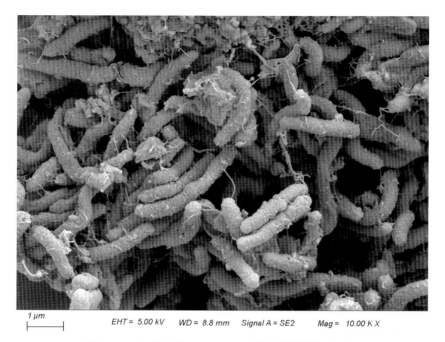

1 μm   EHT = 5.00 kV   WD = 8.8 mm   Signal A = SE2   Mag = 10.00 K X

图 2-79　扫描电镜下 *H. pylori* 形态与结构特征（5）

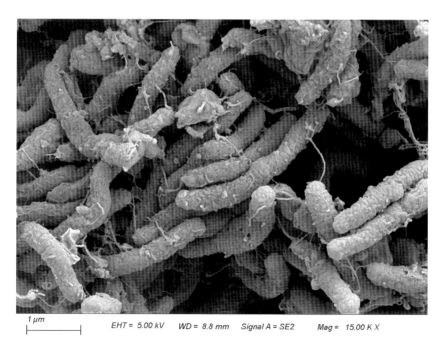

1 μm   EHT = 5.00 kV   WD = 8.8 mm   Signal A = SE2   Mag = 15.00 K X

图 2-80　扫描电镜下 *H. pylori* 形态与结构特征（6）

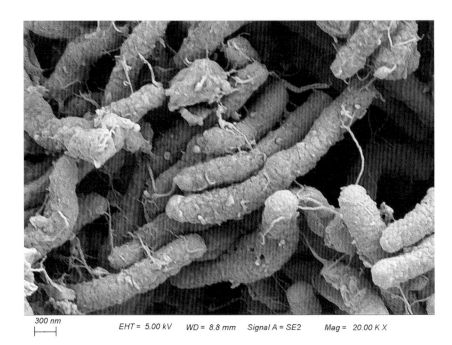

300 nm EHT = 5.00 kV　WD = 8.8 mm　Signal A = SE2　Mag = 20.00 K X

图 2-81　扫描电镜下 *H. pylori* 形态与结构特征（7）

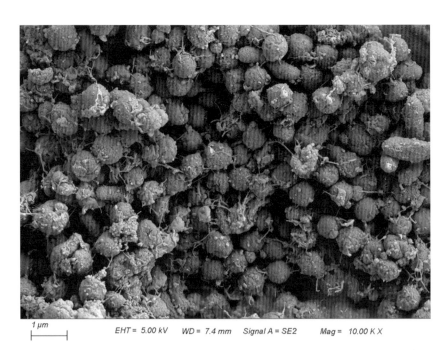

1 μm EHT = 5.00 kV　WD = 7.4 mm　Signal A = SE2　Mag = 10.00 K X

图 2-82　扫描电镜下 *H. pylori* 形态与结构特征（8）

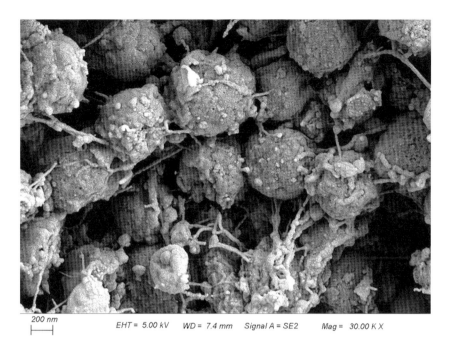

200 nm　　　EHT = 5.00 kV　　WD = 7.4 mm　　Signal A = SE2　　Mag = 30.00 K X

图 2-83　扫描电镜下 *H. pylori* 形态与结构特征（9）

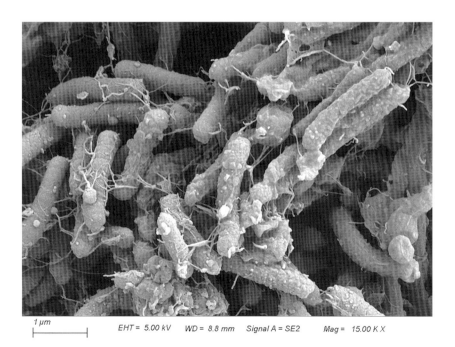

1 µm　　　EHT = 5.00 kV　　WD = 8.8 mm　　Signal A = SE2　　Mag = 15.00 K X

图 2-84　扫描电镜下 *H. pylori* 形态与结构特征（10）

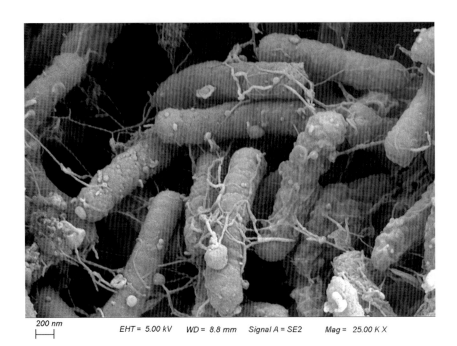

200 nm
    EHT = 5.00 kV   *WD = 8.8 mm*   *Signal A = SE2*   *Mag = 25.00 K X*

图 2-85　扫描电镜下 *H. pylori* 形态与结构特征（11）

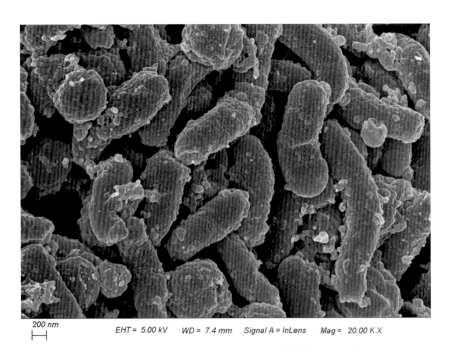

200 nm
    EHT = 5.00 kV   *WD = 7.4 mm*   *Signal A = InLens*   *Mag = 20.00 K X*

图 2-86　扫描电镜下 *H. pylori* 形态与结构特征（12）

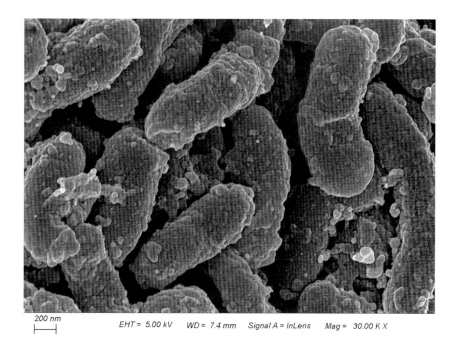

200 nm

EHT = 5.00 kV   WD = 7.4 mm   Signal A = InLens   Mag = 30.00 K X

图 2-87　扫描电镜下 *H. pylori* 形态与结构特征（13）

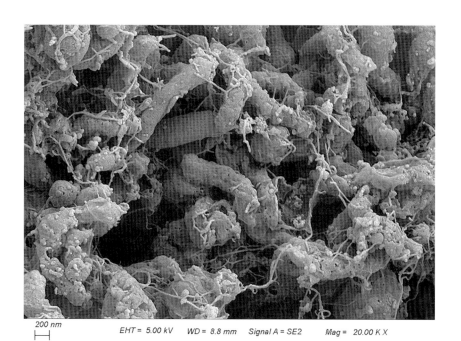

200 nm

EHT = 5.00 kV   WD = 8.8 mm   Signal A = SE2   Mag = 20.00 K X

图 2-88　扫描电镜下 *H. pylori* 形态与结构特征（14）

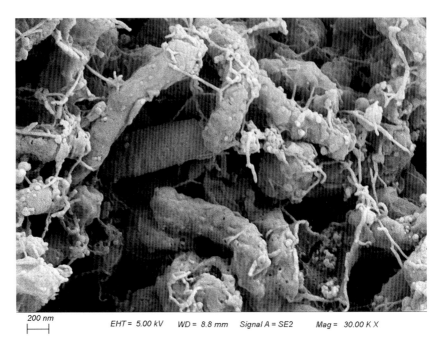

200 nm

EHT = 5.00 kV   WD = 8.8 mm   Signal A = SE2   Mag = 30.00 K X

图 2-89　扫描电镜下 *H. pylori* 形态与结构特征（15）

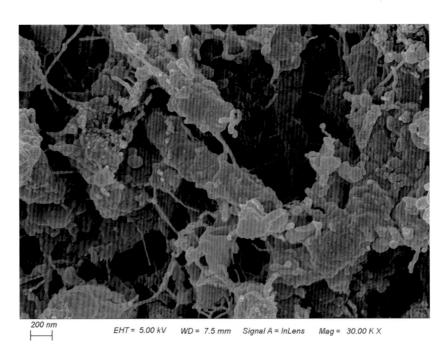

200 nm

EHT = 5.00 kV   WD = 7.5 mm   Signal A = InLens   Mag = 30.00 K X

图 2-90　扫描电镜下 *H. pylori* 形态与结构特征（16）

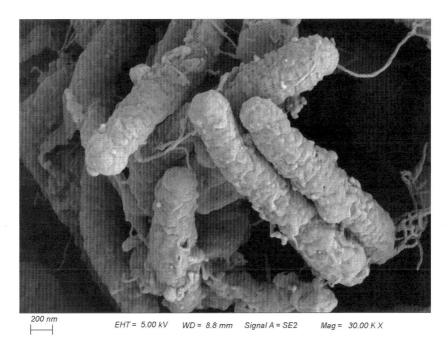

200 nm

EHT = 5.00 kV   WD = 8.8 mm   Signal A = SE2   Mag = 30.00 K X

图 2-91　扫描电镜下 *H. pylori* 形态与结构特征（17）

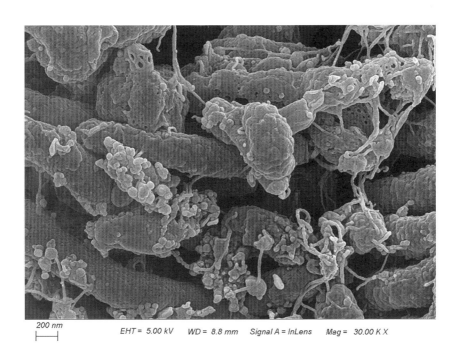

200 nm

EHT = 5.00 kV   WD = 8.8 mm   Signal A = InLens   Mag = 30.00 K X

图 2-92　扫描电镜下 *H. pylori* 形态与结构特征（18）

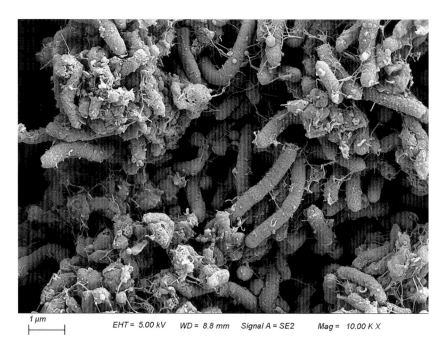

1 μm   EHT = 5.00 kV   WD = 8.8 mm   Signal A = SE2   Mag = 10.00 K X

图 2-93   扫描电镜下 *H. pylori* 形态与结构特征（19）

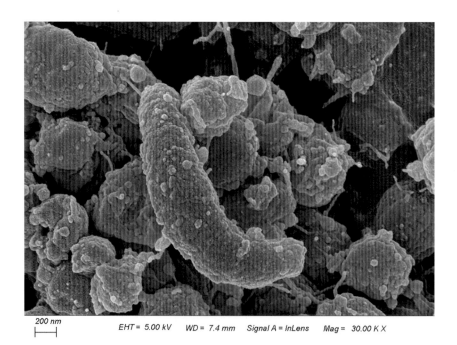

200 nm   EHT = 5.00 kV   WD = 7.4 mm   Signal A = InLens   Mag = 30.00 K X

图 2-94   扫描电镜下 *H. pylori* 形态与结构特征（20）

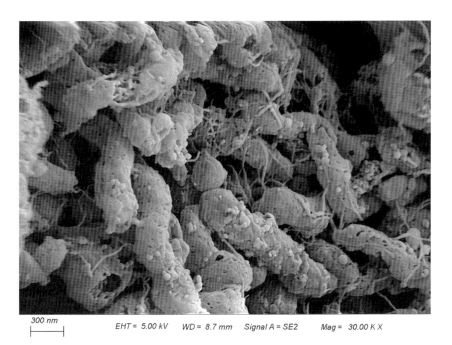

300 nm   EHT = 5.00 kV   WD = 8.7 mm   Signal A = SE2   Mag = 30.00 K X

图 2-95　扫描电镜下 *H. pylori* 形态与结构特征（21）

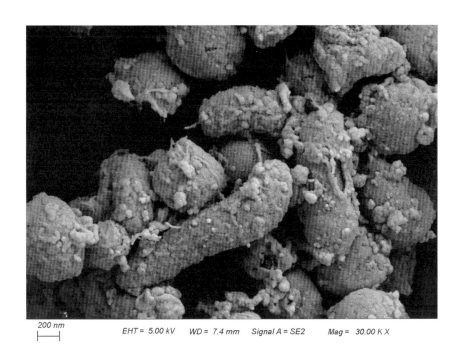

200 nm   EHT = 5.00 kV   WD = 7.4 mm   Signal A = SE2   Mag = 30.00 K X

图 2-96　扫描电镜下 *H. pylori* 形态与结构特征（22）

（邵世和　刘庭君　谢立苹　王晓春　王建军）

（3）投射电子显微镜下 *H. pylori* 形态与结构特征

投射电子显微镜（简称"投射电镜"）下可见 *H. pylori* 呈螺旋形、S 形、弧形、海鸥展翅形的单个菌体，末端顿圆并具有单极多鞭毛，有的鞭毛长于菌体。*H. pylori* 投射电镜下形态与结构特征见图 2-97 ～图 2-128。

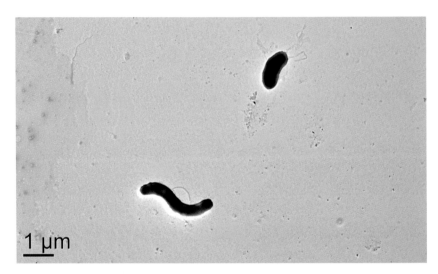

图 2-97　投射电镜下 *H. pylori* 形态与结构特征（1）

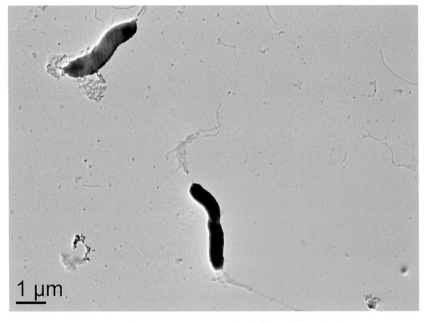

图 2-98　投射电镜下 *H. pylori* 形态与结构特征（2）

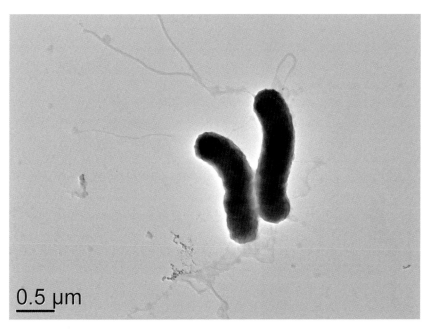

图 2-99　投射电镜下 *H. pylori* 形态与结构特征（3）

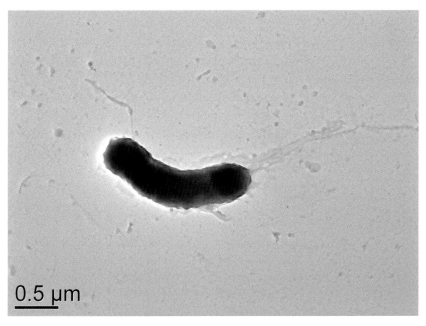

图 2-100　投射电镜下 *H. pylori* 形态与结构特征（4）

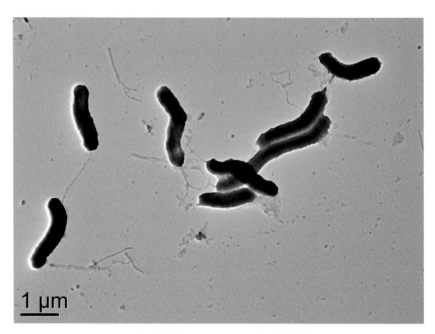

1 µm

图 2-101　投射电镜下 *H. pylori* 形态与结构特征（5）

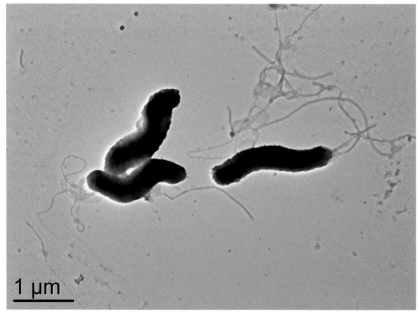

1 µm

图 2-102　投射电镜下 *H. pylori* 形态与结构特征（6）

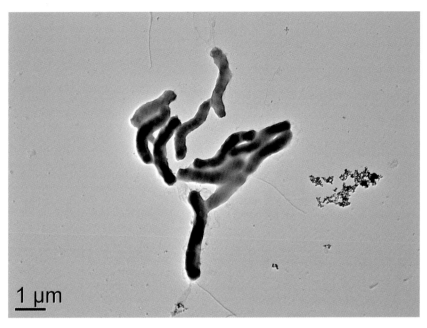

图 2-103 投射电镜下 *H. pylori* 形态与结构特征（7）

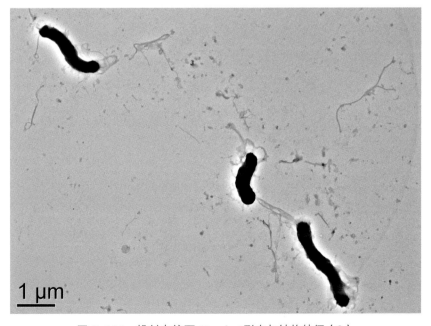

图 2-104 投射电镜下 *H. pylori* 形态与结构特征（8）

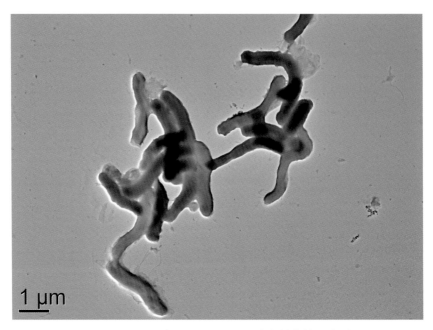

图 2-105　投射电镜下 *H. pylori* 形态与结构特征（9）

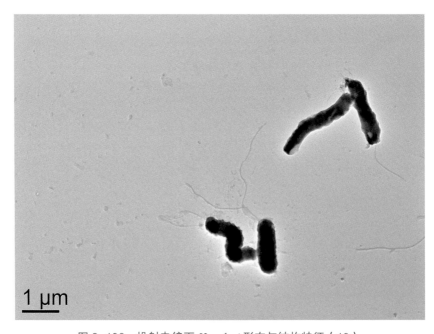

图 2-106　投射电镜下 *H. pylori* 形态与结构特征（10）

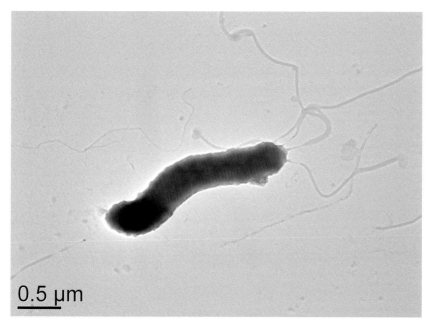

图 2-107　投射电镜下 *H. pylori* 形态与结构特征（11）

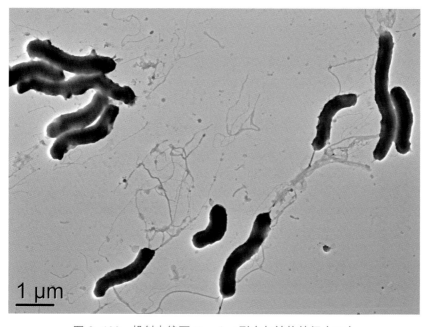

图 2-108　投射电镜下 *H. pylori* 形态与结构特征（12）

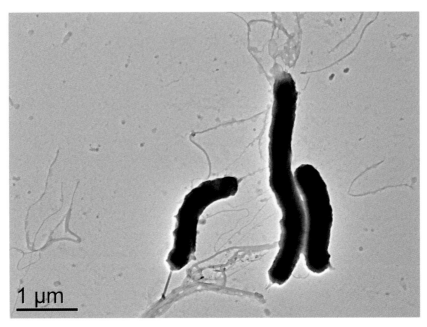

图 2-109 投射电镜下 *H. pylori* 形态与结构特征（13）

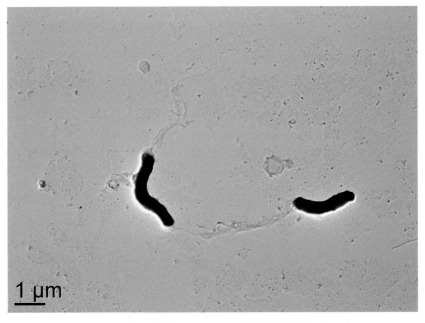

图 1-110 投射电镜下 *H. pylori* 形态与结构特征（14）

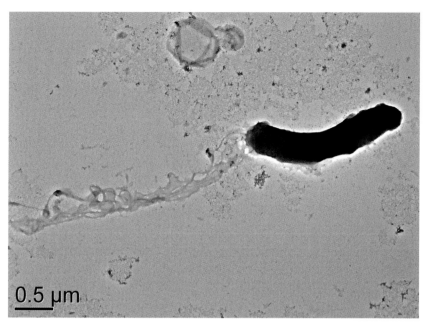

图 2-111　投射电镜下 *H. pylori* 形态与结构特征（15）

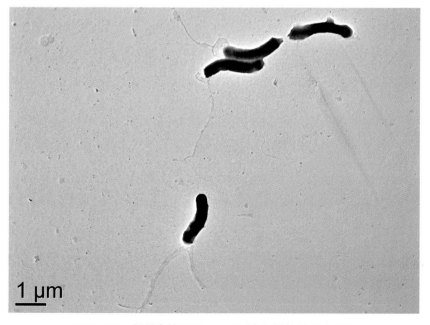

图 2-112　投射电镜下 *H. pylori* 形态与结构特征（16）

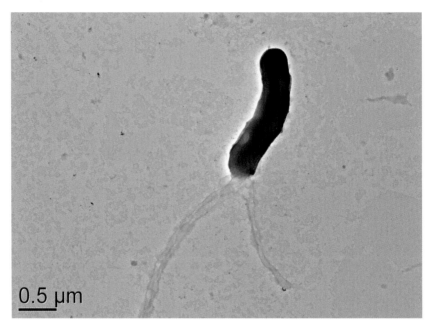

图 2-113　投射电镜下 *H. pylori* 形态与结构特征（17）

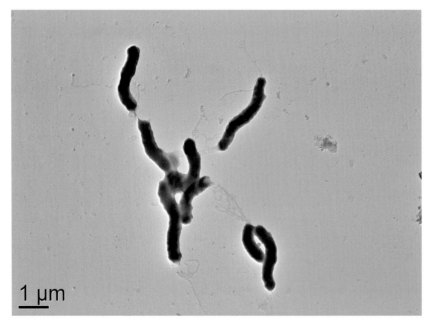

图 2-114　投射电镜下 *H. pylori* 形态与结构特征（18）

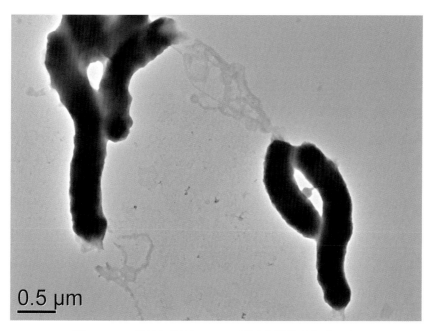

图 2-115 投射电镜下 *H. pylori* 形态与结构特征（19）

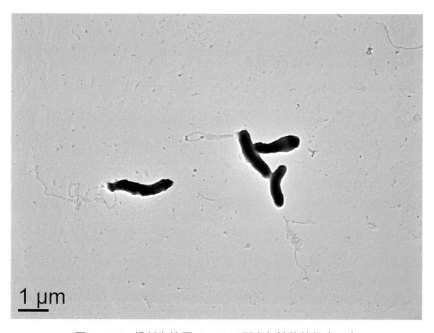

图 2-116 投射电镜下 *H. pylori* 形态与结构特征（20）

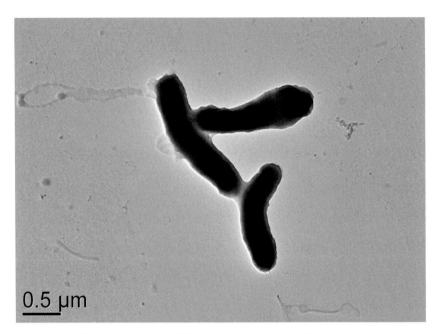

0.5 μm

图 2-117 投射电镜下 *H. pylori* 形态与结构特征（21）

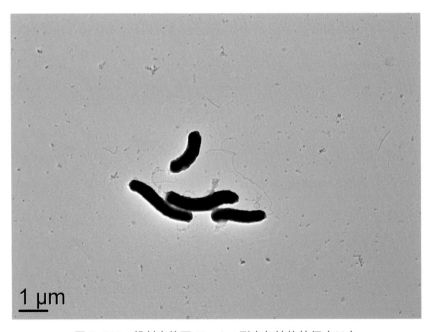

1 μm

图 2-118 投射电镜下 *H. pylori* 形态与结构特征（22）

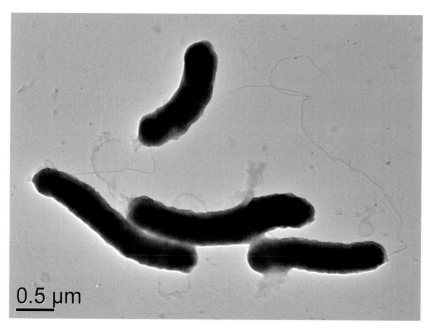

图 2-119　投射电镜下 *H. pylori* 形态与结构特征（23）

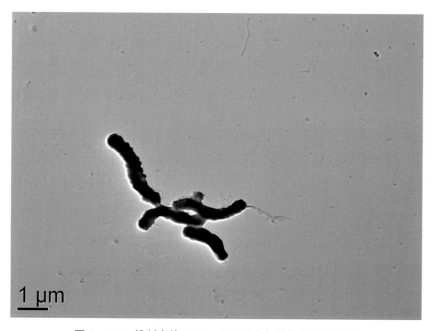

图 2-120　投射电镜下 *H. pylori* 形态与结构特征（24）

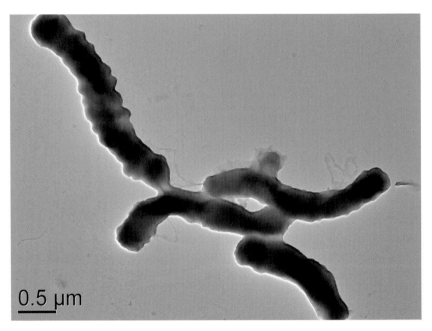

图 2-121　投射电镜下 *H. pylori* 形态与结构特征（25）

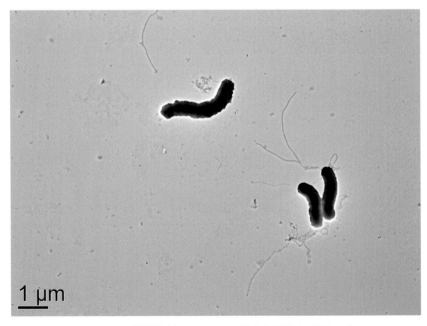

图 2-122　投射电镜下 *H. pylori* 形态与结构特征（26）

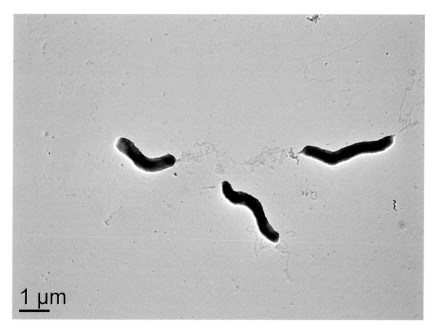

图 2-123　投射电镜下 *H. pylori* 形态与结构特征（27）

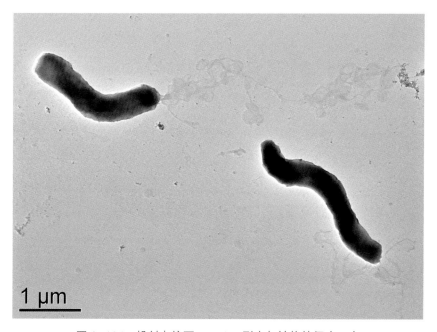

图 2-124　投射电镜下 *H. pylori* 形态与结构特征（28）

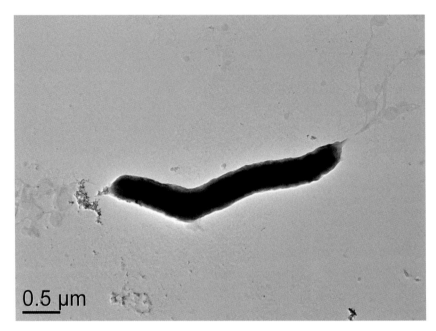

0.5 μm

图 2-125 投射电镜下 *H. pylori* 形态与结构特征（29）

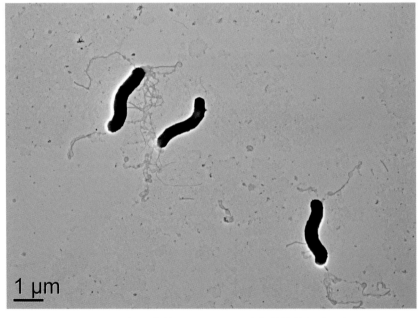

1 μm

图 2-126 投射电镜下 *H. pylori* 形态与结构特征（30）

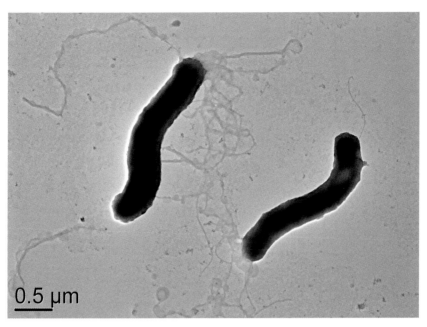

图 2-127　投射电镜下 *H. pylori* 形态与结构特征（31）

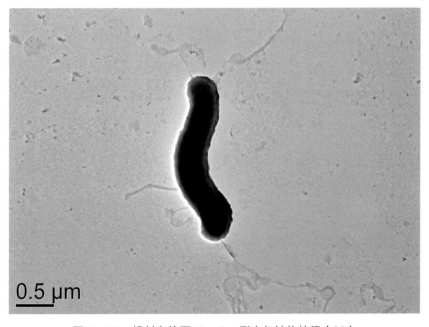

图 2-128　投射电镜下 *H. pylori* 形态与结构特征（32）

（邵世和　姚　敏　李安苏　黄　玥　曹　佳　陈　璐）

3. 幽门螺杆菌在胃黏膜活检组织切片中的形态特征

  H. pylori 感染的胃黏膜活检组织切片通常首先采用苏木精 – 伊红染色（hematoxylin and eosin staining，HE staining，简称 HE 染色）。活检组织切片中，H. pylori 分布在胃腺腔和胃小凹中，显微镜下可见 H. pylori 呈螺旋状或弧形。但因 HE 染色对于很少量的 H. pylori 不易检测，容易漏诊，故临床病理科还需采用其他方法佐证 H. pylori 是否存在。目前，用于佐证 H. pylori 的染色方法主要有三种，中性红染色、吉姆萨染色（Giemsa staining）和免疫组织化学染色（immunohistochemistry staining，IHC staining，简称 IHC 染色）。其中 IHC 染色因其敏感性及特异性高，检测快捷、准确、可靠，在 H. pylori 含量较少的情况下也可准确检出，因此优于前两种染色方法。IHC 染色的组织切片在显微镜下可见 H. pylori 海鸥展翅形或 S 形，也有呈团块状、圆颗粒状，颜色为棕黄色。

  H. pylori 在胃黏膜活检组织切片中的形态特征见图 3-1 ～图 3-41，图中箭头即指 H. pylori。

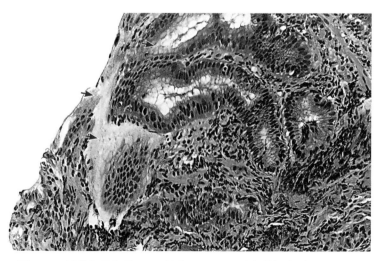

图 3-1　活检组织切片：HE 染色 H. pylori 形态特征（1）

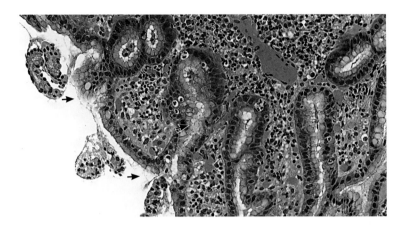

图 3-2 活检组织切片：HE 染色 *H. pylori* 形态特征（2）

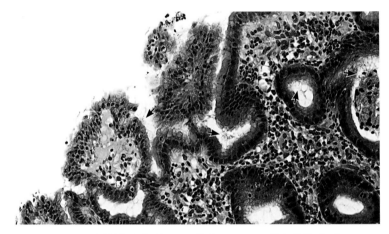

图 3-3 活检组织切片：HE 染色 *H. pylori* 形态特征（3）

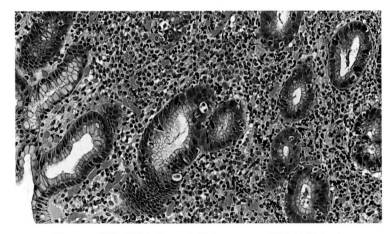

图 3-4 活检组织切片：HE 染色 *H. pylori* 形态特征（4）

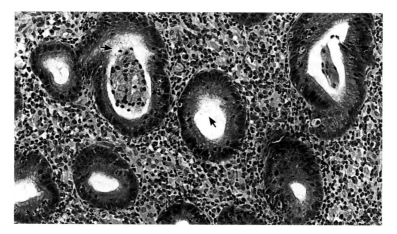

图 3-5　活检组织切片：HE 染色 *H. pylori* 形态特征（5）

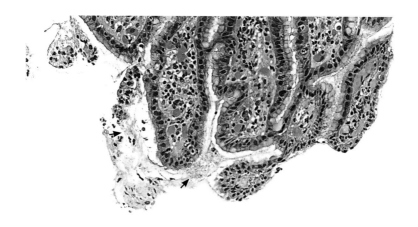

图 3-6　活检组织切片：HE 染色 *H. pylori* 形态特征（6）

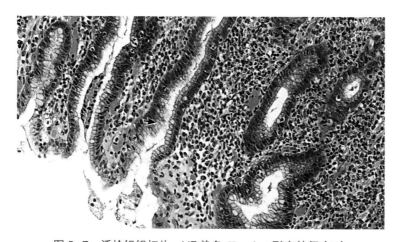

图 3-7　活检组织切片：HE 染色 *H. pylori* 形态特征（7）

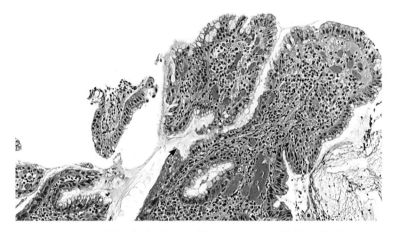

图 3-8　活检组织切片：HE 染色 *H. pylori* 形态特征（8）

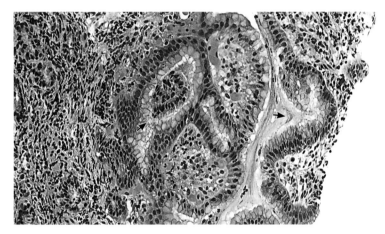

图 3-9　活检组织切片：HE 染色 *H. pylori* 形态特征（9）

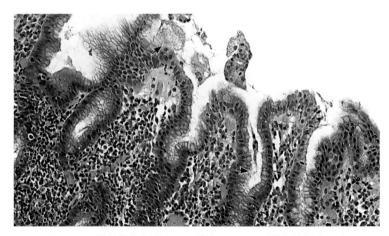

图 3-10　活检组织切片：HE 染色 *H. pylori* 形态特征（10）

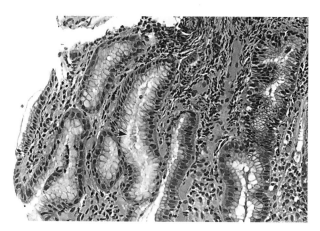

图 3-11　活检组织切片：HE 染色 *H. pylori* 形态特征（11）

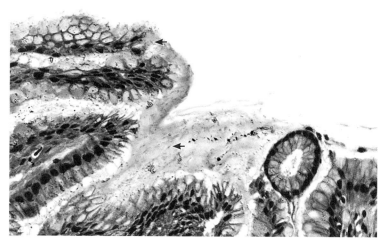

图 3-12　活检组织切片：HE 染色 *H. pylori* 形态特征（12）

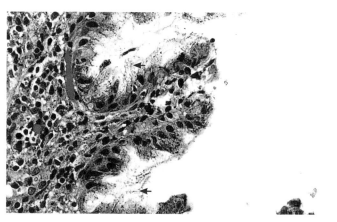

图 3-13　活检组织切片：HE 染色 *H. pylori* 形态特征（13）

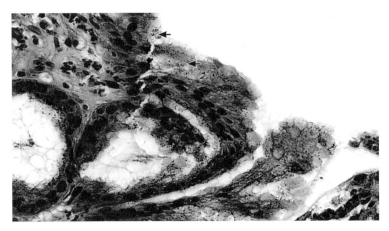

图 3-14　活检组织切片：HE 染色 *H. pylori* 形态特征（14）

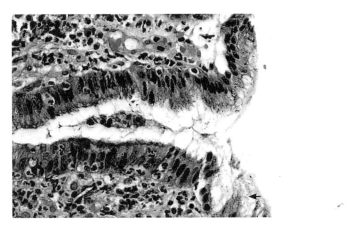

图 3-15　活检组织切片：HE 染色 *H. pylori* 形态特征（15）

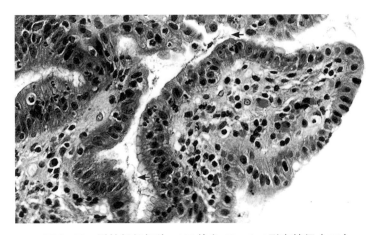

图 3-16　活检组织切片：HE 染色 *H. pylori* 形态特征（16）

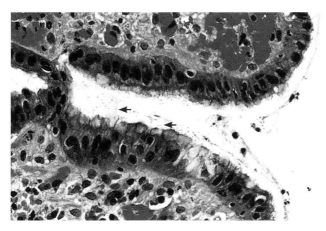

图 3-17　活检组织切片：HE 染色 *H. pylori* 形态特征（17）

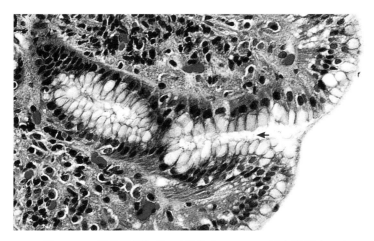

图 3-18　活检组织切片：HE 染色 *H. pylori* 形态特征（18）

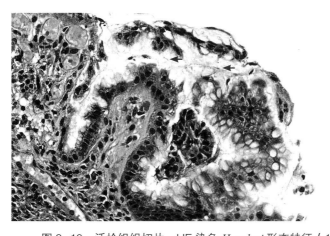

图 3-19　活检组织切片：HE 染色 *H. pylori* 形态特征（19）

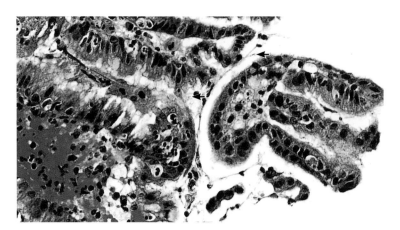

图 3-20　活检组织切片：HE 染色 *H. pylori* 形态特征（20）

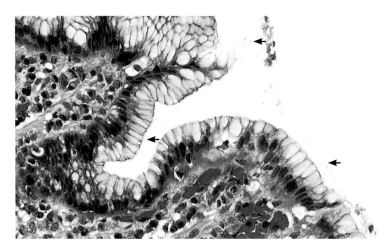

图 3-21　活检组织切片：HE 染色 *H. pylori* 形态特征（21）

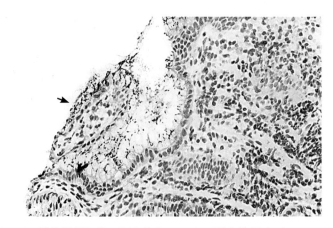

图 3-22　活检组织切片：IHC 染色 *H. pylori* 形态特征（1）

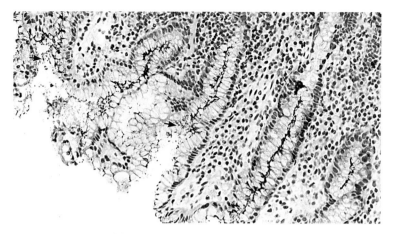

图 3-23　活检组织切片：IHC 染色 *H. pylori* 形态特征（2）

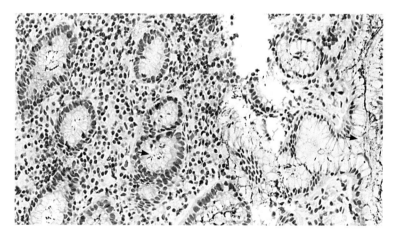

图 3-24　活检组织切片：IHC 染色 *H. pylori* 形态特征（3）

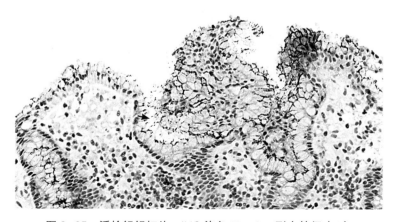

图 3-25　活检组织切片：IHC 染色 *H. pylori* 形态特征（4）

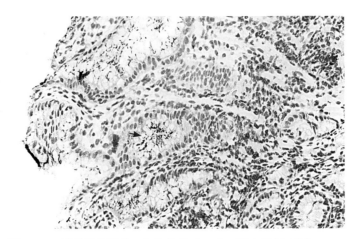

图 3-26　活检组织切片：IHC 染色 *H. pylori* 形态特征（5）

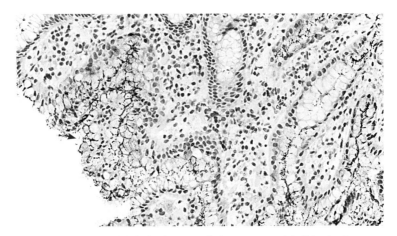

图 3-27　活检组织切片：IHC 染色 *H. pylori* 形态特征（6）

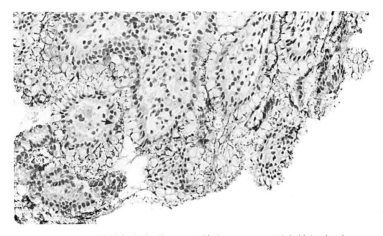

图 3-28　活检组织切片：IHC 染色 *H. pylori* 形态特征（7）

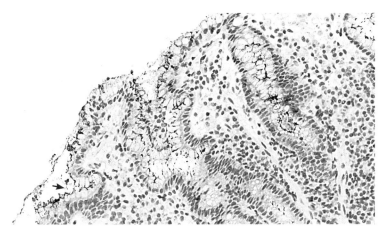

图 3-29 活检组织切片：IHC 染色 *H. pylori* 形态特征（8）

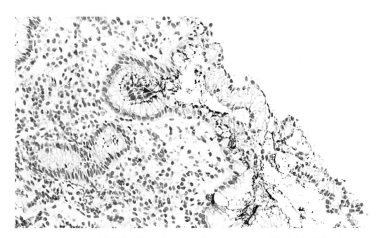

图 3-30 活检组织切片：IHC 染色 *H. pylori* 形态特征（9）

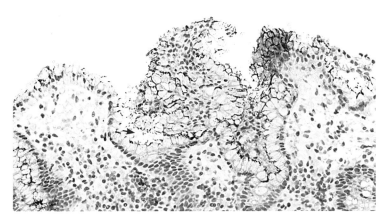

图 3-31 活检组织切片：IHC 染色 *H. pylori* 形态特征（10）

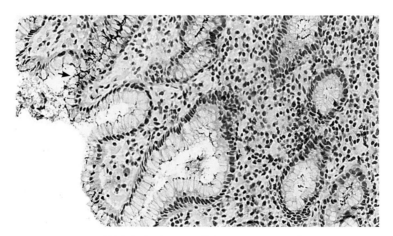

图 3-32　活检组织切片：IHC 染色 *H. pylori* 形态特征（11）

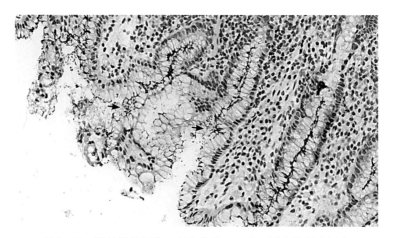

图 3-33　活检组织切片：IHC 染色 *H. pylori* 形态特征（12）

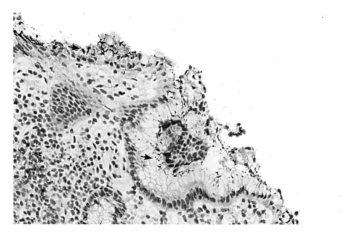

图 3-34　活检组织切片：IHC 染色 *H. pylori* 形态特征（13）

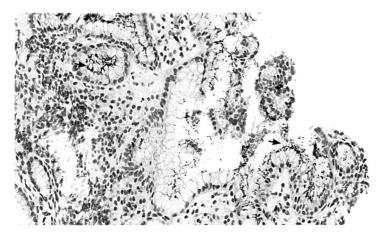

图 3-35　活检组织切片：IHC 染色 *H. pylori* 形态特征（14）

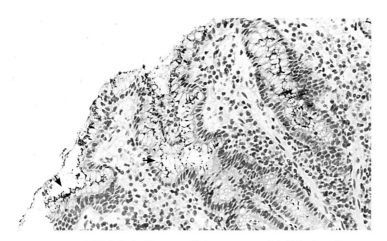

图 3-36　活检组织切片：IHC 染色 *H. pylori* 形态特征（15）

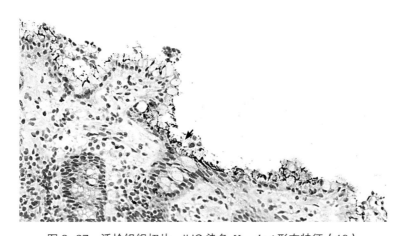

图 3-37　活检组织切片：IHC 染色 *H. pylori* 形态特征（16）

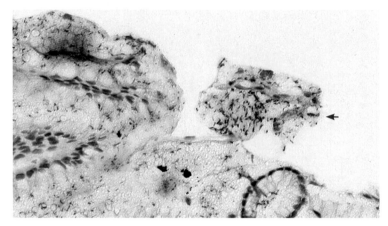

图 3-38 活检组织切片：IHC 染色 *H. pylori* 形态特征（17）

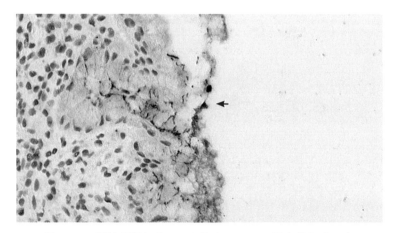

图 3-39 活检组织切片：IHC 染色 *H. pylori* 形态特征（18）

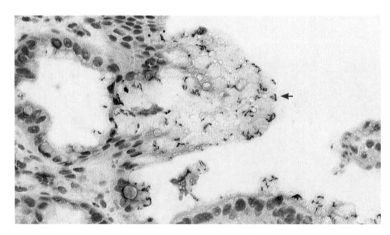

图 3-40 活检组织切片：IHC 染色 *H. pylori* 形态特征（19）

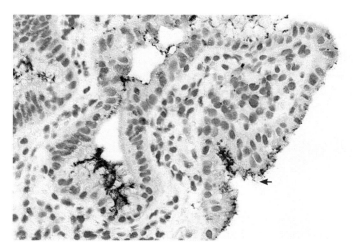

图 3-41　活检组织切片：IHC 染色 *H. pylori* 形态特征（20）

（朱　珍）

4. 幽门螺杆菌感染与胃黏膜特征

4.1 未感染幽门螺杆菌的胃黏膜特征

未感染 *H. pylori* 的胃体黏膜柔软、细腻、有光泽，可见规则集合静脉显露，胃窦黏膜光滑，无充血水肿、糜烂，胃底腺区域窄带成像（narrow band imaging，NBI）放大内镜下可见隐窝开口呈现规则针孔样，白区形态规则，排列整齐。

未感染 *H. pylori* 的胃黏膜特征见图 4-1 ～图 4-16。

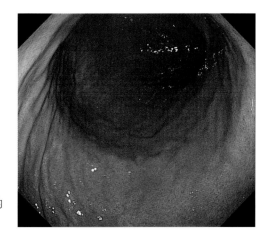

图 4-1 未感染 *H. pylori* 的胃黏膜特征（1）

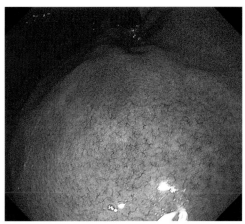

图 4-2 未感染 *H. pylori* 的胃黏膜特征（2）

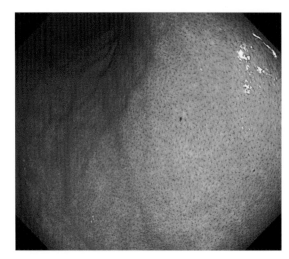

图 4-3　未感染 *H. pylori* 的
　　　　胃黏膜特征（3）

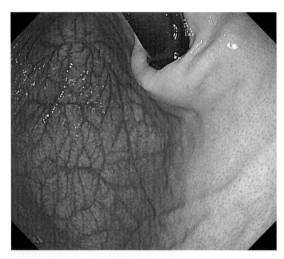

图 4-4　未感染 *H. pylori* 的
　　　　胃黏膜特征（4）

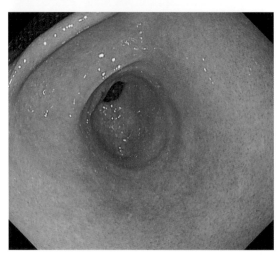

图 4-5　未感染 *H. pylori* 的
　　　　胃黏膜特征（5）

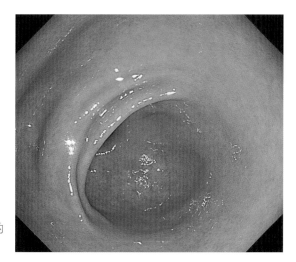

图 4-6　未感染 *H. pylori* 的
　　　　胃黏膜特征（6）

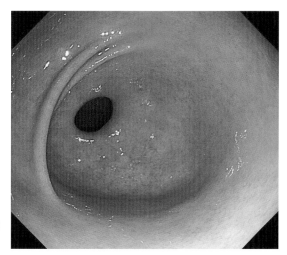

图 4-7　未感染 *H. pylori* 的
　　　　胃黏膜特征（7）

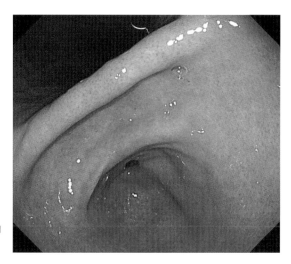

图 4-8　未感染 *H. pylori* 的
　　　　胃黏膜特征（8）

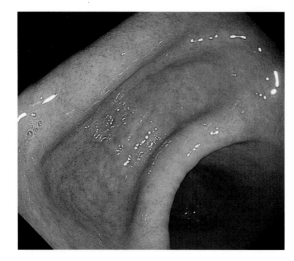

图 4-9　未感染 *H. pylori* 的
　　　　胃黏膜特征（9）

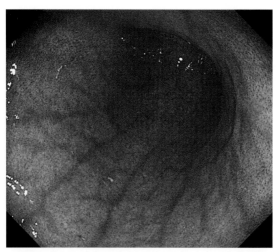

图 4-10　未感染 *H. pylori* 的
　　　　　胃黏膜特征（10）

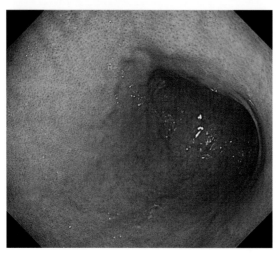

图 4-11　未感染 *H. pylori* 的
　　　　　胃黏膜特征（11）

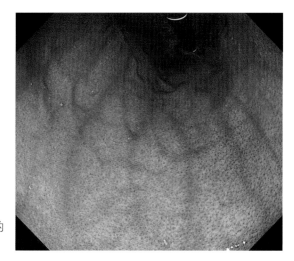

图 4-12 未感染 *H. pylori* 的
胃黏膜特征（12）

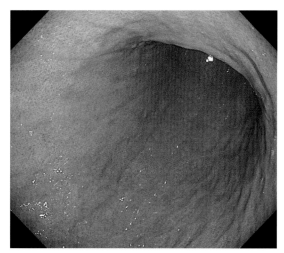

图 4-13 未感染 *H. pylori* 的
胃黏膜特征（13）

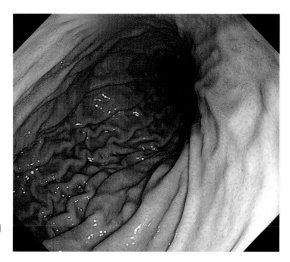

图 4-14 未感染 *H. pylori* 的
胃黏膜特征（14）

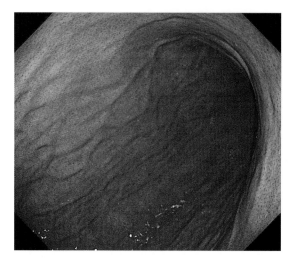

图 4-15 未感染 *H. pylori* 的
胃黏膜特征（15）

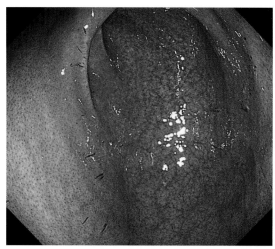

图 4-16 未感染 *H. pylori* 的
胃黏膜特征（16）

（徐美东　徐勤伟　陈　涛）

4.2 感染幽门螺杆菌的胃黏膜特征

感染 *H. pylori* 的胃体黏膜充血肿胀，弥漫性发红，白色黏液浑浊黏稠，胃窦部黏膜鸡皮样改变，可见点片状充血糜烂。

感染 *H. pylori* 的胃黏膜特征见图 4-17 ～图 4-38。

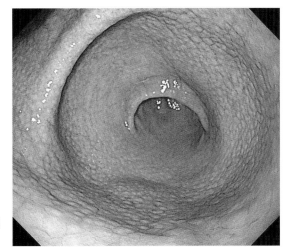

图 4-17 感染 *H. pylori* 的胃黏膜
特征（1）

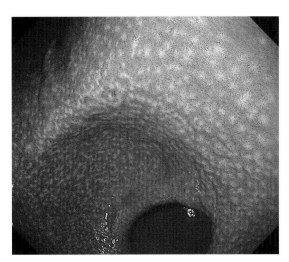

图 4-18 感染 *H. pylori* 的胃黏膜
特征（2）

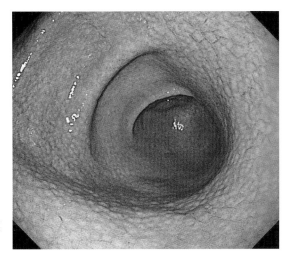

图 4-19 感染 *H. pylori* 的胃黏膜
特征（3）

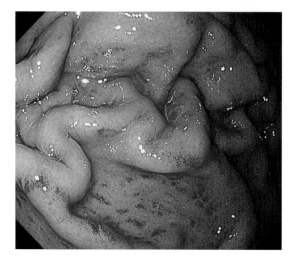

图 4-20　感染 *H. pylori* 的胃黏膜
　　　　　特征（4）

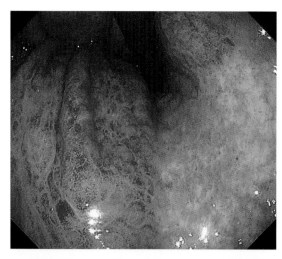

图 4-21　感染 *H. pylori* 的胃黏膜
　　　　　特征（5）

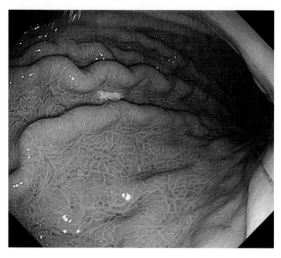

图 4-22　感染 *H. pylori* 的胃黏膜
　　　　　特征（6）

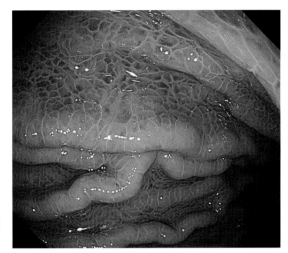

图 4-23　感染 *H. pylori* 的胃黏膜
特征（7）

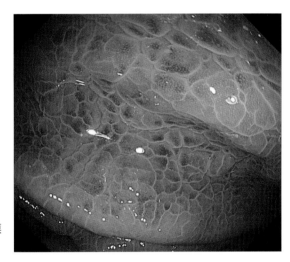

图 4-24　感染 *H. pylori* 的胃黏膜
特征（8）

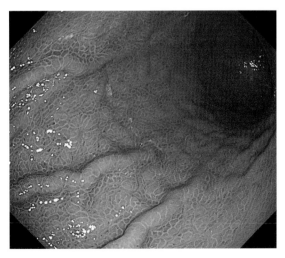

图 4-25　感染 *H. pylori* 的胃黏膜
特征（9）

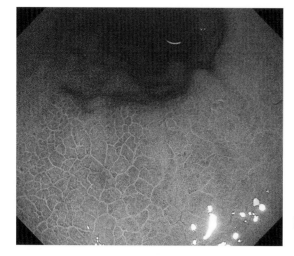

图 4-26 感染 *H. pylori* 的胃黏膜
特征（10）

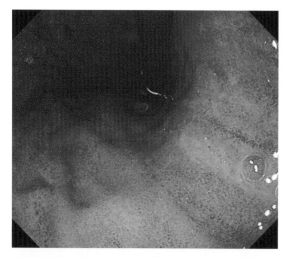

图 4-27 感染 *H. pylori* 的胃黏膜
特征（11）

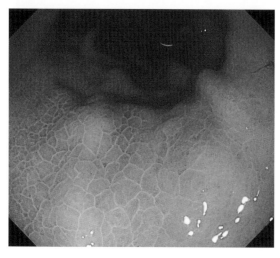

图 4-28 感染 *H. pylori* 的胃黏膜
特征（12）

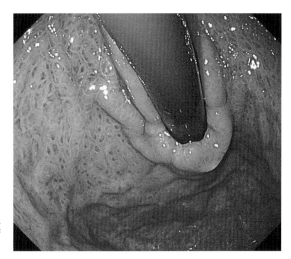

图 4-29 感染 *H. pylori* 的胃黏膜
特征（13）

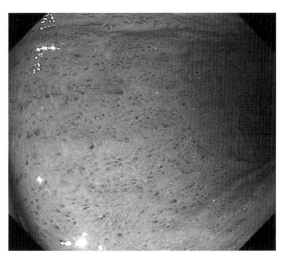

图 4-30 感染 *H. pylori* 的胃黏膜
特征（14）

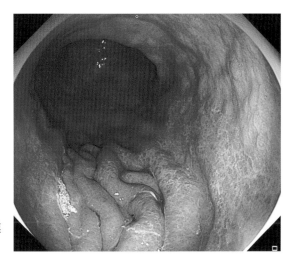

图 4-31 感染 *H. pylori* 的胃黏膜
特征（15）

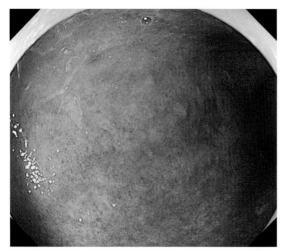

图 4-32　感染 *H. pylori* 的胃黏膜
　　　　特征（16）

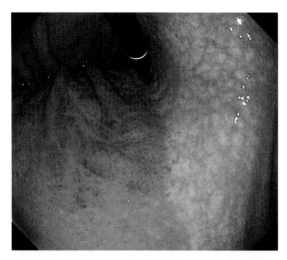

图 4-33　感染 *H. pylori* 的胃黏膜
　　　　特征（17）

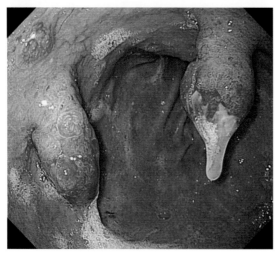

图 4-34　感染 *H. pylori* 的胃黏膜
　　　　特征（18）

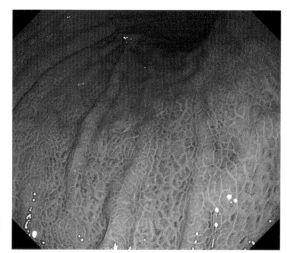

图 4-35　感染 *H. pylori* 的胃黏膜
　　　　特征（19）

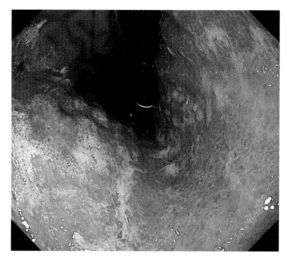

图 4-36　感染 *H. pylori* 的胃黏膜
　　　　特征（20）

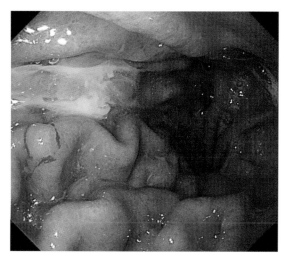

图 4-37　感染 *H. pylori* 的胃黏膜
　　　　特征（21）

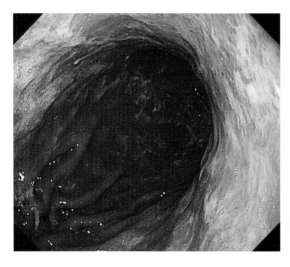

图 4-38　感染 *H. pylori* 的胃黏膜
　　　　特征（22）

（徐美东　徐勤伟　陈　涛）

4.3　根除幽门螺杆菌后的胃黏膜特征

　　根除 *H. pylori* 后的胃体大弯黏膜光滑，小弯黏膜变薄，血管纹理显露，可见中间移行带鲜明，粗糙颗粒状，黏膜色调逆转，显著发红，胃窦黏膜粗糙不平，黏膜地图样发红，散在点评糜烂。

　　根除 *H. pylori* 后的胃黏膜特征见图 4-39 ～图 4-60。

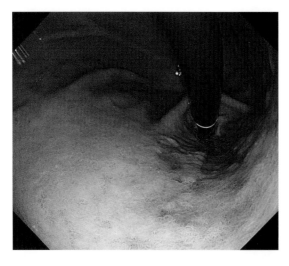

图 4-39　根除 *H. pylori* 后的
　　　　胃黏膜特征（1）

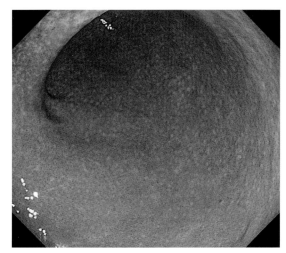

图 4-40　根除 *H. pylori* 后的
胃黏膜特征（2）

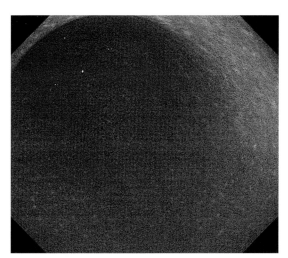

图 4-41　根除 *H. pylori* 后的
胃黏膜特征（3）

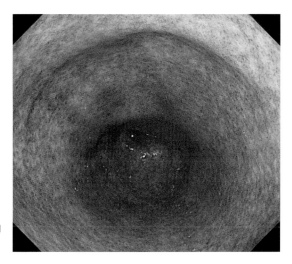

图 4-42　根除 *H. pylori* 后的
胃黏膜特征（4）

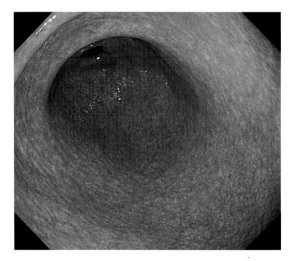

图 4-43　根除 *H. pylori* 后的
　　　　胃黏膜特征（5）

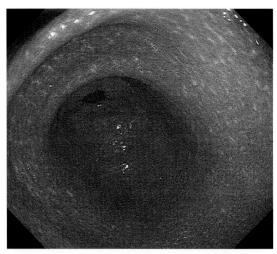

图 4-44　根除 *H. pylori* 后的
　　　　胃黏膜特征（6）

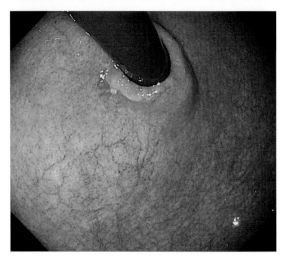

图 4-45　根除 *H. pylori* 后的
　　　　胃黏膜特征（7）

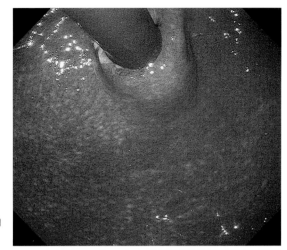

图 4-46　根除 *H. pylori* 后的
　　　　　胃黏膜特征（8）

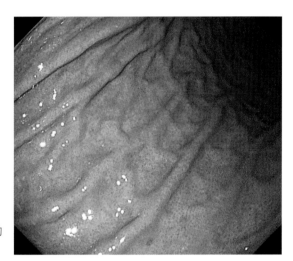

图 4-47　根除 *H. pylori* 后的
　　　　　胃黏膜特征（9）

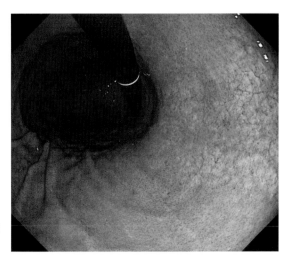

图 4-48　根除 *H. pylori* 后的
　　　　　胃黏膜特征（10）

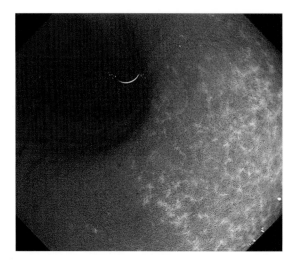

图 4-49　根除 *H. pylori* 后的
胃黏膜特征（11）

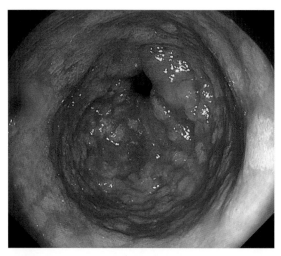

图 4-50　根除 *H. pylori* 后的
胃黏膜特征（12）

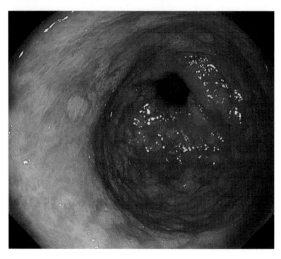

图 4-51　根除 *H. pylori* 后的
胃黏膜特征（13）

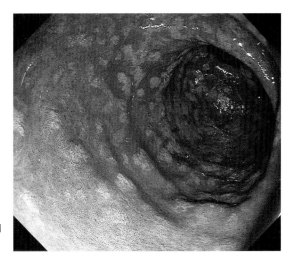

图 4-52　根除 *H. pylori* 后的
胃黏膜特征（14）

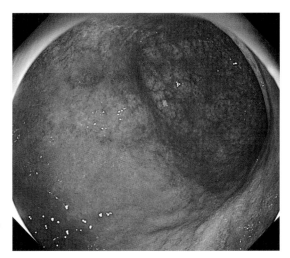

图 4-53　根除 *H. pylori* 后的
胃黏膜特征（15）

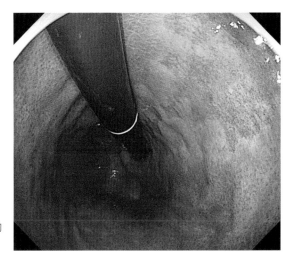

图 4-54　根除 *H. pylori* 后的
胃黏膜特征（16）

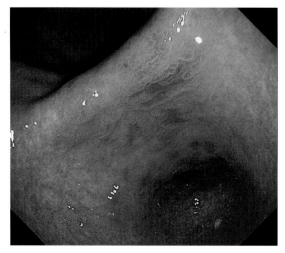

图 4-55　根除 *H. pylori* 后的
　　　　胃黏膜特征（17）

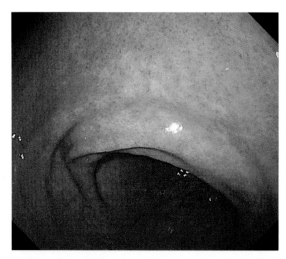

图 4-56　根除 *H. pylori* 后的
　　　　胃黏膜特征（18）

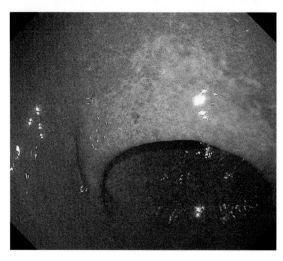

图 4-57　根除 *H. pylori* 后的
　　　　胃黏膜特征（19）

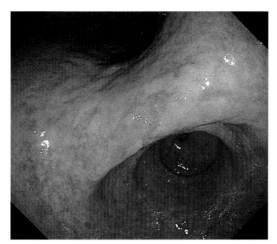

图 4-58　根除 *H. pylori* 后的
　　　　胃黏膜特征（20）

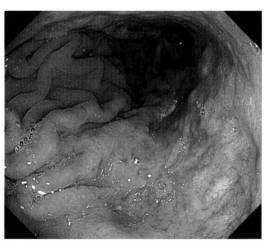

图 4-59　根除 *H. pylori* 后的
　　　　胃黏膜特征（21）

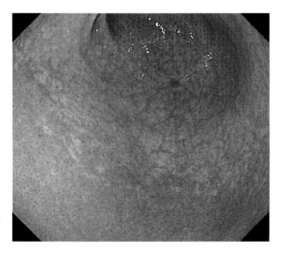

图 4-60　根除 *H. pylori* 后的
　　　　胃黏膜特征（22）

（徐美东　徐勤伟　初　元　练晶晶　王　玉）